Q&Aですらすらわかる

体内時計応用法

リズム研究をどう社会に応用するか

●編著　田原　優
　　　　広島大学大学院医系科学研究科　准教授

●監修　柴田　重信
　　　　早稲田大学理工学術院　教授

●著　　大池　秀明
　　　　農業・食品産業技術総合研究機構　上級研究員

　　　　楠瀬　直喜
　　　　大分大学医学部　特任助教

　　　　駒田　陽子
　　　　東京工業大学リベラルアーツ研究教育院　教授

　　　　中村　孝博
　　　　明治大学農学部　教授

株式
会社 杏林書院

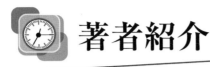

著者紹介

編著者

田原　優（たはら　ゆう）　広島大学大学院医系科学研究科　准教授

　早稲田大学にて博士（理学）．常に応用を目指した体内時計の基礎研究を行っています．最近では，携帯アプリやウェアラブルデバイスなどの AI/IOT 機器を用いて，いかに生活リズムを知らぬ間に記録し，改善していくのかについて日々考えています．

著 者

大池　秀明（おおいけ　ひであき）　国立研究開発法人農業・食品産業技術総合研究機構　上級研究員，
　　　　　日本時間栄養学会　理事

　好きな言葉は，「元気があれば何でもできる（by アントニオ猪木さん）」．食の科学から，みんな（動物含む）を健康で元気にする，そんなことを目指しながら，日々，研究に励んでいます．

楠瀬　直喜（くすのせ　なおき）　大分大学医学部　特任助教

　九州大学にて時間薬理学を修め学位を取得（博士（薬学））．その後，九州，山口の大学を拠点に体内時計の異常と健康被害の関連性や，体内時計の異常に伴う疾患の予防・治療に生薬・漢方を活用するための研究に従事しています．

駒田　陽子（こまだ　ようこ）　東京工業大学リベラルアーツ研究教育院　教授

　睡眠の不思議さに魅了され，研究を続けています．生体リズムだけでなく，社会からの影響を受け，私たちは睡眠と覚醒のバランスをとっています．よりよく生きるための睡眠行動を探っていきたいと考えています．

中村　孝博（なかむら　たかひろ）　明治大学農学部　教授

　名古屋大学にて博士（農学）取得後渡米．バージニア大学，カリフォルニア大学ロサンゼルス校にて研究員として体内時計研究を継続．帝京平成大学薬学部・講師などを経て現職．学生の頃より一貫して「哺乳類の概日リズム機構の解明」研究を行っています．

まえがき（監修の言葉）

　2017 年発行の既刊書「Ｑ＆Ａですらすらわかる体内時計健康法」（以下，既刊書）では，体内時計と健康問題について，基礎的でかつ最低限の内容をＱ＆Ａで，わかりやすく丁寧に解説した．一方で，2017 年に体内時計の領域がノーベル医学生理学賞を受賞し，また既刊書が出て 4 年程度経過してきたが，その間「体内時計研究」も大きく変わり発展してきた．さらに，体内時計への一般の人々の関心も継続的に高いことがわかった．つまり体内時計と健康科学にまつわる新たな疑問点と，それを解く課題が次々に出てきているので，これらを整理し，田原優先生を編著者に「体内時計と健康科学」の応用編として，本書を発刊することになった．

　既刊書と同様に，各Ｑ＆Ａの項目の冒頭にはズバリ解答（要約）を設け，どこの項目から読んでも理解しやすいイントロダクション，さらに分かりやすさを工夫した図表を配置し，さらに根拠となる関連論文リストを挙げた．既刊書同様，学術的視点を背景に記述したＱ＆Ａであるが，一般の人にも理解しやすい平易な言葉で記述するように努めている．体内時計は多くの機能と結びついていること，また健康科学の対象分野も多岐に渡っていることから，第 2 弾となる本書では，より多くの専門家に執筆者として参加していただき，専門家であるがゆえの視点から，わかりやすい解説に仕上がっている．また，今回は応用編，最新研究を取り上げている関係で，説明が不十分な場合など出てくるが，その場合にはあらかじめ仮説の領域であるなど，現時点でのＱ＆Ａに対する正しい評価にも努めている．

　具体的な内容は，（1）健康科学に食・栄養，運動，睡眠は欠かせない要素であり，体内時計と食・栄養の相互作用としての時間栄養学，体内時計と運動の相互作用としての時間運動学，体内時計の視点でとらえる睡眠学が大きく取り上げられている．つまり，マウスやヒトの研究さらに実践的な対処法などを，最新の論文や予防医学の観点から解説している．（2）朝型・夜型の

特徴や社会的時差ボケ，睡眠負債，リズムの不規則性など，睡眠と体内時計にかかわる諸問題を解説している．さらに，読者が実際に，自分の体内時計が朝型か夜型かであるかを，社会的時差の大きさを，また睡眠の負債の大きさをも知ることができる工夫をしている．このことで自分自身の体内時計の様子がわかり，Ｑ＆Ａの理解が進むことが期待される．（3）子どもから高齢者まで，体内時計の発達と老化の問題，アンチエイジング（抗老化）と体内時計の関係，中年期のメタボや代謝リズムの観点など，いわゆるライフステージ別の体内時計と健康問題を深く掘り下げている．したがって，読者がどのライフステージに属するかで，自分自身の問題点として把握することが可能となっている．（4）男性や女性など，性と体内時計の関係も大きく取り上げ，特に女性のライフステージでの，生理問題，生殖問題，閉経問題と体内時計の関わりについて丁寧に解説している．したがって，女性の読者は自分自身の位置づけとしてQ&Aを捉えることが可能となっている．（5）薬物，生薬・漢方薬，機能性食品，機能性食品成分，化粧品と体内時計の相互作用について，細胞・マウス・ヒト介入まで，種々の研究ステージでＱ＆Ａを設けている．時間栄養学の視点では，数多く論文発表があり，エビデンスも集積しつつあるので，実践応用が可能な部分もある．また，化粧品では，皮膚の体内時計の役割に焦点を当てて，保水性，異物侵入防御，皮膚アレルギー対応，創傷回復など，現実的に起こりうる事柄に対してQ&Aを設定している．一方で，疾病治療における時間治療学やその根幹をなす時間薬理学の重要性に言及し，身近な薬の飲み方についてもやさしく解説している．（6）体内時計の産業応用の視点でもＱ＆Ａを設けて，畜産，水産業，植物工場などにおける，体内時計研究の現状の説明と将来への応用研究の展望について述べている．（7）AIや機械学習による個人別の体内時計の予測や，食・栄養，運動，睡眠などを適切な時間軸で提供することが出来うるかといった可能性

について述べ，応用編としての「体内時計の健康法」の近未来予想などを提案するQ＆Aまで設けている．この分野は，センサー開発，アルゴリズムの開発などと並行して，これから発展する分野として非常に注目され，社会実装や新規産業応用などが見込まれる健康科学研究・産業の一角を占めるものと期待されている．

　最後に，繰り返しになるが，学術的な信頼性を保ちながら，平易な言い回しで読者に理解していただく工夫をした「Q＆Aですらすらわかる体内時計健康法」の第二弾である本書を，既刊書の第一弾とあわせて読んでいただくとは，この研究分野の全体像を理解するのに好都合であることを申し添えておきたい．

2022年1月

柴田重信

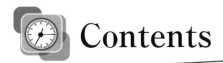

Contents

Que 1 クロノタイプ計算方法とは？

自由なスケジュールでとることができる休日の睡眠のタイミングは，個人の体内時計[注1]の時刻をよく反映する．よって，ミュンヘンクロノタイプ質問紙では，睡眠負債による影響を考慮に入れた仕事のない休日の睡眠中央時刻（Mid-point of sleep on free days corrected for sleep debt：MSFsc）を個人のクロノタイプの指標と定義している．MSFsc には性差があり，年齢によって変化する．

クロノタイプとは

ヒトは昼行性の動物で，昼に活動し夜に睡眠をとるが，そのタイミングは個人によって少しずつ異なる．各自が持つ時間的なタイミングの傾向をクロノタイプと呼ぶ．クロノタイプは体内時計に強く影響され，朝型と夜型の人を比べると，体内時計を反映する体温やメラトニンの動態が夜型で遅いことが知られている[1]．メラトニン分泌開始時刻（Dim-light melatonin onset：DLMO）が遅ければ，夜寝つける時刻は遅く，活動時間帯は全体的に後ろにずれ，クロノタイプは夜型と判断できる．深部体温の位相やメラトニン分泌開始時刻を測定することで朝型夜型を把握することができるが，この方法は時間，コスト，労力がかかるため，一般的に用いることは難しい．そこで，個人のクロノタイプを評価する質問紙として，ミュンヘンクロノタイプ質問紙（Munich ChronoType Questionnaire：MCTQ）が開発され，日本語を含め 13 言語に翻訳され用いられている[1,2]．

MCTQ でのクロノタイプ評価法

自由なスケジュールでとることができる休日の睡眠のタイミングは，個人の体内時計の時刻をよく反映することから，仕事のない休日の睡眠中央時刻

注 1）概日時計（約 24 時間のリズムを刻む生物時計）のことで，基本的に本書では，わかりやすく"**体内時計**"と表記する．

（Midpoint of sleep in free days：MSF）を個人のクロノタイプの指標とする．MCTQ で用いられる変数は，寝床に入った時刻（BT），消灯時刻（SPrep），入眠潜時（SLat），入眠時刻（SO＝SPrep＋SLat），最終覚醒時刻（SE），最終覚醒時刻から離床までの時間（SI），離床時刻（GU＝SE＋SI），睡眠の長さ（SD＝SE−SO），床上時間（TBT＝GU−BT）で，それぞれの変数末尾にwかfを付けて，仕事のある日（W）と仕事のない日（F）を区別する（たとえば仕事のある日の寝床に入った時刻は BTw のように表現する）．MSF は，休日の入眠時刻に睡眠時間の 1/2 を加えて算出する（MSF＝SOf＋（SDf）/2）．

　ただし，睡眠負債がまん延している現代では，多くの人が週末にいわゆる朝寝坊，寝だめをすることが多いため，そのままではクロノタイプに偏りが生じる．睡眠負債はクロノタイプに依存し，MSF が遅くなるほど平日に蓄積される睡眠負債は大きくなる．そこで，睡眠負債による影響を考慮に入れた睡眠中央時刻（MSFsc）を算出して，その人にとって自然な睡眠のタイミングを知るための工夫が図られている．1 週間の平均睡眠時間（SDweek＝（SDw×1 週間の仕事日数 WD＋SDf×（7−WD））/7）を計算し，仕事のない日の睡眠時間と平均睡眠時間の差分の 1/2 を差し引いて MSF を補正する（MSFsc＝MSF−（SDf−SDweek）/2）．この補正は，仕事のない日の方が仕事のある日よりも睡眠時間が長い場合（SDf＞SDw）にのみ適用され，そうでないケースではすべて，MSFsc＝MSF となる．その他の留意事項としては，自発的な睡眠の中央時刻を，体内時計を反映したクロノタイプの指標として用いるため，目覚まし時計などの外的な社会的制約が加わった睡眠（仕事のない日に目覚まし時計を使用しているケース）ではクロノタイプの判定ができない．

　なお MCTQ 日本語版は，原作者と国立精神・神経医療研究センター精神保健研究所睡眠・覚醒障害研究部が有しているが，https://mctq.jp/ からダウンロードし，許諾なく無償で使用することができる．

MCTQ 応用版

　MCTQ は 17 項目から構成されるが，中核となる項目を抽出した短縮版 μMCTQ が開発されている[3]．μMCTQ で用いられる項目は，①シフトワーカー（交代勤務者）としての勤務の有無，②1 週間に働く日数，③仕事（学校）のある日に寝ついた時間（寝床に入った時間ではなく，眠りに落ちた時

間），④仕事（学校）のある日に目覚めた時間（寝床から出た時間ではなく，目が覚めた時間），⑤仕事（学校）のない日（目覚まし時計を使っていないとき）に寝ついた時間，⑥仕事（学校）のない日（目覚まし時計を使っていないとき）に目覚めた時間（寝床から出た時間ではなく，目が覚めた時間）の 6 項目である．また，交代勤務者のクロノタイプを推定するた

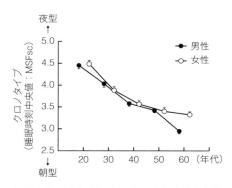

図 1　性別・年代によるクロノタイプの変化
(Komada, et al., 2019[5])
日本人 3,708 人のデータをもとに，年代，性別に睡眠調整休日睡眠中央時刻を示した．20 代では夜型指向が強く，加齢とともに朝型化する．

めに MCTQshift が開発されている[4]．交代勤務者では通常の日勤労働者に比べて，睡眠のタイミングが勤務スケジュールに左右される可能性が高い．MCTQshift では，準夜勤（労働時間帯が 16〜24 時半）後の MSF をクロノタイプの評価に使用する．

クロノタイプの変化

　クロノタイプは年齢によって変化し，性差がある[5]．子どもは朝型指向が強いが，思春期に向かって遅れる方向に進み，20 歳頃をピークに朝型方向へ向かう（図 1）[5]．

☕ **Coffee Break**

┌ **ルートヴィヒ・マクシミリアン大学ミュンヘンと Roenneberg 博士のこと**

　MCTQ は，ルートヴィヒ・マクシミリアン大学ミュンヘン（LMU）の Roenneberg 博士らによって開発された．LMU はドイツのバイエルン州都ミュンヘンにあり，15 世紀に創設された歴史のある総合大学である．COURSERA の講義「Circadian clocks：how rhythms structure life」は LMU で録画されたものであるが，時間生物学のレクチャーはもちろんのこと，博士らがミュンヘンの街を紹介したり，オクトーバーフェストについて語ったり，ドーナツを食べたり，余白までもが素晴らしかった．

LMUのキャンパスには，反ナチスの白バラ運動で処刑されたゾフィー・ショルらの彫像が飾られ，その前には花が手向けられていた（図2）．大学に訪れるまで，ここが白バラ運動の舞台だとは気づかなかった．大学の

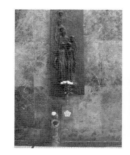
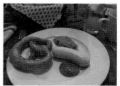

図2　白バラ運動を偲ぶレリーフとミュンヘンの夕餉

近くを歩くと，石畳のところどころが盛り上がり，何かが刻み込まれていた．ショル兄妹が撒いたビラを模したものだった．それを踏みしめて，歴史に思いを馳せた．

　Roenneberg博士はご自身をOCD（obsessive compulsive disorder，強迫性障害）ではなく，OPDだと言う．OPDとはobsessive production disorder（強迫"生産"観念）の略だそうだ（なかなか論文を出せない自分は見習わなくてはいけない）．充電のために（fill up batteries），ミュンヘンを離れて郊外の農場で過ごす時間を持つようにしているそうで，私が訪問したときは真夏だったが，夜は冷え込み，暖炉を焚きながら，チーズ，白ソーセージ，プレッツェル，農場でとれたりんごから作ったジュースをふるまってくださった（図2）．

文　献

1）Kitamura S, Hida A, Aritake S, et al.: Validity of the Japanese version of the Munich ChronoType Questionnaire. Chronobiol Int, 31: 845-850, 2014.
2）Roenneberg T, Wirz-Justice A, Merrow M: Life between clocks: daily temporal patterns of human chronotypes. J Biol Rhythms, 18: 80-90, 2003.
3）Ghotbi N, Pilz LK, Winnebeck EC, et al.: The μMCTQ: An Ultra-Short Version of the Munich ChronoType Questionnaire. J Biol Rhythms, 35: 98-110, 2020.
4）Juda M, Vetter C, Roenneberg T, et al.: The Munich ChronoType Questionnaire for Shift-Workers（MCTQShift）. J Biol Rhythms, 28: 130-40, 2013.
5）Komada Y, Okajima I, Kitamura S, et al.: A survey on social jetlag in Japan: a nationwide, cross-sectional internet survey. Sleep Biol Rhythms, 17: 417-422, 2019.

【駒田陽子】

Que 2 社会的時差ボケの意外な影響とは？

社会的に制約を受けた生活リズムと，体内時計の不一致を社会的時差ボケと呼び，社会的制約がある平日の睡眠と，体内時計と一致した制約のない休日の睡眠との時間差を社会的時差ボケの指標とする．海外旅行や交代勤務に比べると時計のズレは小さいものの，慢性的に繰り返される時計合わせは，日中のパフォーマンスや心身の健康にさまざまな影響を及ぼす．

社会的時差ボケとは

平日は仕事や学校があるから早起きをしなければならない，仕事や学校のない休日くらいは朝寝坊をして睡眠負債を解消しようという対処行動をとることがある．多くの人が，体の時計を（見かけ上は）社会から要請される時間に合わせて生活しており，平日は目覚まし時計を使って起床し，睡眠が不足しがちとなる．平日に蓄積した睡眠負債を解消するために，休日は睡眠の延長と後退が起こる．社会的時間と生物時計の不一致を社会的時差ボケ（社会的ジェットラグ，social jetlag）と呼び，社会的制約がある平日と制約のない休日の睡眠中央時刻の差を社会的時差ボケの指標とする[1]．社会的時差ボケは休日ごとの「時差旅行」であり，日常生活で経験する身近な現象である．20～60歳代の日本人 3,700 人のデータでは，社会的時差ボケが1時間以上の者は全体の 40％で，この割合は年齢が低いほど高かった（60歳代では 15％，それに対し 20歳代では 61％）[2]．

社会的時差ボケが心身の健康に及ぼす影響

海外旅行や交代勤務に比べると時計のズレは小さいものの，慢性的に繰り返される時計合わせは，日中のパフォーマンスや心身の健康に影響を及ぼすことが近年の研究結果から明らかにされている．短期的には作業能率の低下や昼間の眠気，ストレス反応，中長期的には生活習慣病リスクに関連する．

社会的時差ボケは平日の睡眠時間と独立して日中の眠気に関連しており，

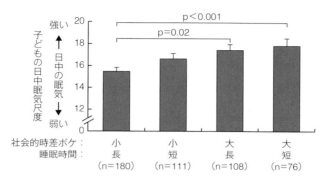

図1　社会的時差ボケ・睡眠時間と日中の眠気との関係（Komada et al., 2016[3]）
小学 5 年生から高校 1 年生を対象として，睡眠習慣と子どもの日中眠気尺度（Pediatric daytime sleepiness scale，PDSS 日本語版）の調査を実施．社会的時差ボケは 1 時間未満・以上で，睡眠時間は中央値（小学生 8 時間 4 分，中学生 7 時間 33 分，高校生 6 時間 32 分）未満・以上で，4群に分類した．社会的時差ボケが 1 時間以上で睡眠時間が短い群で最も日中の眠気が強く，社会的時差ボケが 1 時間未満で睡眠時間が長い群が最も眠気が弱い．社会的時差ボケが 1 時間を超えると，睡眠時間が足りていても日中の眠気水準が高かった．

　社会的時差ボケが 1 時間を超えると，睡眠が足りていても日中の眠気水準が高かった（**図1**）[3]．また，社会的時差ボケが 2 時間を超えると，抑うつ得点が有意に高いことや，コルチゾール分泌量が高く安静時心拍数が高いことが示されており，将来のメンタル不調のリスクにつながることが示唆される．若年成人男女 80 人の睡眠習慣と血清脳由来神経栄養因子（Brain-derived neurotrophic factor：BDNF）との関係を調べた研究では，社会的時差ボケと血清 BDNF レベルは負の相関を示した[4]．BDNF は脳内に広く存在するタンパク質で神経成長因子の 1 つであり，シナプス伝達に作用して神経の維持や可塑性に重要な役割を果たす．うつ病や双極性障害などの精神疾患において，血清 BDNF は低値を示すことや，ストレス負荷によって低下することが示されており，社会的時差ボケが精神的健康を阻害する背景を示している．
　身体的健康に対する影響としては，肥満や代謝機能障害，リプロダクティブヘルス（性と生殖に関する健康）に関する研究結果が報告されている．ニュージーランドの成人 1,000 名を対象とした調査では，平日と休日の睡眠時間帯のずれが 0 時間，1 時間，2 時間，3 時間以上の群に分けて，性別，クロノタイプ，睡眠時間を調整した上で比較したところ，社会的時差ボケが

表 1　月経随伴症状に関連する要因（Komada et al., 2019[5]）

	ロジスティック回帰分析（単変量）			ロジスティック回帰分析（多変量）		
	オッズ比	95%信頼区間	p値	オッズ比	95%信頼区間	p値
BMI	1.03	0.87-1.22	ns			
月経周期異常	1.04	0.43-2.55	ns			
身体的健康度（PCS）	0.91	0.84-0.98	0.013	0.89	0.82-0.97	0.009
精神的健康度（MCS）	0.88	0.83-0.93	<0.001	0.84	0.78-0.90	<0.001
平均睡眠時間	1.06	0.64-1.77	ns			
夜型（休日睡眠中央値）	1.49	1.04-2.13	0.029	0.93	0.49-1.78	ns
社会的時差ボケ	1.66	1.09-2.53	0.018	2.64	1.21-5.76	0.015

女子大学生150人を対象として，ピッツバーグ睡眠質問票，月経随伴症状日本語版（mMDQ），
SF-8の調査を実施．mMDQ得点の上位25%を重症月経随伴症状と分類し，関連要因を分析し
た．身体的・精神的健康度の低さと社会的時差ボケが有意な関連要因として抽出された．

大きい群では BMI が増加し，肥満者とメタボリックシンドロームの割合が
有意に高かった．

社会的時差ボケとリプロダクティブヘルス

　多くの女性は，月経痛や月経過多，貧血症状，むくみ，イライラなどなど
月経に伴う症状を経験する．こうした月経随伴症状は女性の生活に影響し，
生産性の低下など経済損失につながることが指摘されている．これまで，昼
夜を交代して働く看護師や，時差のある地域を飛び回る客室乗務員など，不
規則な生活をする女性は，月経周期異常や月経痛の割合が高いことが報告さ
れているが，休日に朝寝坊するといった身近な睡眠習慣の乱れであっても月
経随伴症状や月経周期に影響を及ぼすかどうかは明らかでなかった．そこで
筆者らは，女子大学生を対象として，社会的時差ボケと月経随伴症状・月経
周期との関係を検討した[5]．その結果，社会的時差ボケ1時間以上の群では，
1時間未満の群に比べて，月経随伴症状総得点が有意に悪く，下位項目では
月経時の痛み，行動の変化，水分貯留に有意な差がみられた．月経周期は，
社会的時差ボケ1時間以上の群では32.2［標準偏差（SD）：5.4］日，社会的
時差ボケ1時間未満の群では31.2［標準偏差（SD）：5.5］日で，両群間に有
意な差は認められなかった．睡眠時間や夜型クロノタイプと独立して，社会
的時差ボケは重症月経随伴症状の関連要因であった（**表 1**）．

　この研究では，月経に影響すると思われる食事や運動習慣，ストレスの状

態を調整していないため解釈には注意を払う必要がある．たとえば，ストレスがある人は睡眠が乱れ，その結果月経に影響しており，睡眠だけが原因で月経に影響を及ぼしていないかもしれない．また一時点の調査であり因果関係を明らかにすることはできず，休日朝寝坊をしているから月経症状が重くなる，とは言いきれない（月経症状が重いから休日に朝寝坊をするのかもしれない）．こうした点は今後明らかにする必要があるが，多くの女性にとって毎月のつきあいを少しでも楽にできる方法として，「睡眠を見直してみる」「規則正しい生活をして生体リズムを整える」ことが役に立つと考えられる．

文　献

1）Wittmann M, Dinich J, Merrow M, et al.: Social jetlag: misalignment of biological and social time. Chronobiol In, 23: 497－509, 2006.
2）Komada Y, Okajima I, Kitamura S, et al.: A survey on social jetlag in Japan: a nationwide, cross－sectional internet survey. Sleep Biol Rhythms, 17: 417－422, 2019.
3）Komada Y, Breugelmans R, Drake CL, et al.: Social jetlag affects subjective daytime sleepiness in school-aged children and adolescents: A study using the Japanese version of the Pediatric Daytime Sleepiness Scale（PDSS-J）. Chronobiol Int, 33: 1311－1319, 2016.
4）Saitoh K, Furihata R, Kaneko Y, et al.: Association of serum BDNF levels and the BDNF Val66Met polymorphism with the sleep pattern in healthy young adults. PLoS One, 13: e0199765, 2018.
5）Komada Y, Ikeda Y, Sato M, et al.: Social jetlag and menstrual symptoms among female university students. Chronobiol Int, 36: 258－264, 2019.

【駒田陽子】

睡眠負債とは？　夜型生活は
変えられる？

Ans

睡眠負債とは，少しの睡眠不足であっても数日にわたって繰り返されると，本人が自覚しないまま心身の健康にさまざまな影響が生じることを指す．体内リズムが夜型化する思春期やもともと夜型の人では，夜は遅くまで起きていられるが，朝は社会の時計に合わせて起床せざるを得ないことから睡眠負債が蓄積されやすい．クロノタイプは遺伝的影響が強いため，夜型クロノタイプを変えることは難しいが，夜型生活をある程度調整することは可能である．

生活の夜型化と睡眠負債

　睡眠負債は，スタンフォード大学のデメント博士が，1990 年代の研究成果をもとに提唱した概念で，少しの睡眠不足であっても数日にわたって繰り返されると，本人が自覚しないまま心身の健康にさまざまな影響が生ずることを指す[1]．日本では 2017 年に NHK スペシャルで「睡眠負債」が取り上げられ，この年の流行語大賞トップ 10 にも選ばれるなど社会現象となった．日本人の睡眠不足の蓄積（図 1）と健康被害は，一般市民にも危機感をもって受け止められ，ようやく社会的な問題として認識され始めた．

　生活の夜型化と睡眠負債は大人だけでなく，子どもにおいても問題視されており，特にアジアでは欧米に比べて就寝時刻が遅く，睡眠が不足し，日中の眠気が強いことが指摘されている．夜型指向が強くなる思春期には，それ以前と同じ就床時刻を設定しても，生体が睡眠へ移行するのに十分な準備ができない可能性が高い．あるいは夜型タイプの人は，社会の時間に合わせて早寝早起きすることが生理的に難しいといえる．夜型指向が強くなる思春期やもともと夜型タイプの人は就寝時刻を早くすることが難しいが，朝は仕事や学校に遅刻しないよう起床する必要があるので睡眠不足になりやすく，睡眠負債が蓄積する．

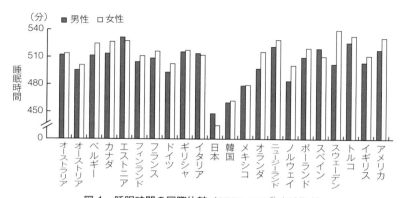

図1　睡眠時間の国際比較（OECD, 2018[2]）より作成）
2006～2016年の調査データが存在している国のデータを採用し、国名アルファベット順に示した．
調査対象年齢は国によって若干異なるが、15～64歳としている国が多い．

潜在的睡眠負債

　自分に必要な睡眠時間はどのように把握すればいいだろうか．米国睡眠財団が示す年代別に推奨される睡眠時間は、中高生で8～10時間、成人で7～9時間と幅がある．「平均すると7時間程度眠れており、自分は睡眠時間を確保できている」と考える人も多い．ところがそうした人の中にも、潜在的に睡眠が不足している状態（潜在的睡眠負債）にあることが指摘されている[3]．健康な成人男性を対象に、自宅での習慣的な睡眠時間を測定したところ平均7時間22分で、被験者は普段の生活で睡眠不足を自覚していなかった．その後、実験室で9日間にわたり睡眠を充足させる試験（睡眠機会を12時間に設定）に参加させた．睡眠延長試験では、初日の睡眠時間は10時間以上に達するが、その後漸減していく．睡眠時間の減少曲線の漸近線から、個人の必要睡眠時間を算出すると、平均8時間25分となった（図2）．9日間の睡眠充足によって、空腹時血糖値は減少し、基礎インスリン分泌能が向上、甲状腺刺激ホルモンや遊離サイロキシンの増加、副腎皮質ホルモンやコルチゾールの減少など、生活習慣病やストレスに関わる内分泌機能に改善が認められた[3]．つまり、普段の生活では睡眠不足を自覚していないにも関わらず、実際には毎晩1時間程度の潜在的な睡眠負債の状態にあり、心身の健康に悪影響を及ぼしている可能性がある．

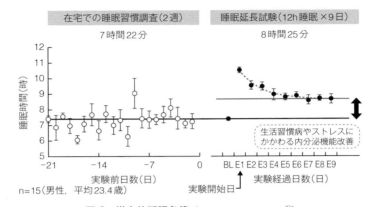

図2　潜在的睡眠負債（Kitamura et al., 2016[3)])

健康成人男性を対象に，自宅での習慣的な睡眠時間を測定したところ平均7時間22分で，睡眠不足を自覚していなかった．その後，9日間の睡眠延長試験（睡眠機会を12時間に設定）に参加させ，必要睡眠時間を計測したところ平均8時間25分であり，約1時間の潜在的睡眠負債が生じていることが示唆された．

　最近の大規模コホート研究では，平日も休日も睡眠時間が短い人は，平日の睡眠は短いが休日に睡眠を補っている人に比べて，死亡率が高いことが示された[4)]．平日の睡眠負債を補うために休日に寝だめをする習慣は社会的時差ボケを引き起こし，健康リスクを上げると考えられるが，この研究では，残念ながら睡眠のタイミングについては検討されていない．

夜型生活は変えられるか

　クロノタイプは遺伝的影響が強いため[5)]，朝型タイプの人が夜型に，逆に夜型タイプの人が朝型に体質を変えようとして変わるものではない．また，クロノタイプは年齢によって変化し（**Que1**参照），20歳頃にもっとも夜型化する．そのため，米国を中心として中高等学校の始業時刻を遅らせる取り組み（later school start times）が進められており[6)]，生体リズムの朝型化を目指すのではなく，社会時間を生体リズムに合わせることの重要性が指摘されている．一方で，クロノタイプを変えることはできないものの，夜型生活を防止して生活リズムを朝型方向に調整することはできる．生体リズムを社会時間に合わせ，夜型化を防いで睡眠時間を確保するために介入研究が行われている[7)]．高校生を対象として睡眠衛生指導を行いながら，就寝時刻を毎日5〜

10分ずつ早めていくとともに，週末の就寝時刻を変えない，かつ週末の起床時刻を1時間以内のずれにとどめるような睡眠スケジュールを指導した．睡眠衛生指導としては，ソーシャルメディアの使用制限（就床時刻の1時間前からはゲームやテレビ視聴をしない），カフェイン摂取の制限（午後8時以降はコーヒー，紅茶，コーラを飲まない），昼寝の調整（原則，日中は昼寝をしない，昼寝をする場合は30分以内とし午後4時以降は避ける），睡眠環境の調整（就床時刻の1時間前から照明を落とす，朝すぐにカーテンを開ける）などを配信した．2週間の介入によって，就床時刻，入眠時刻は早くなり，睡眠時間は平均13分増加したという．2週間で13分という値は，効果が小さいようにも思われるが，少しずつ就寝時刻を早めるという手法によって，入眠の悪さや睡眠効率の低下を予防できたという．また，日中の主観的な眠気は変化しなかった一方で，自覚的な睡眠不足感は低減し，睡眠の質の改善，抑うつ得点の有意な低下が認められた．睡眠衛生指導と組み合わせて，就床時刻を少しずつ早めることで，夜型化，睡眠負債，社会的ジェットラグ，抑うつ症状を改善できる有効な手段であると思われる．よって，夜型クロノタイプを変えることは難しいが，夜型生活をある程度調整することは可能である．

文　献
1）西野精治：「睡眠負債」の概念はどのようにして起こったか？　睡眠医療，12：291-298，2018．
2）OECD: Gender data portal 2018. 2018.　www.oecd.org/gender/data
3）Kitamura S, Katayose Y, Nakazaki K, et al.: Estimating individual optimal sleep duration and potential sleep debt. Sci Rep, 6: 35812, 2016.　doi: 10.1038/srep35812
4）Åkerstedt T, Ghilotti F, Grotta A, et al.: Sleep duration and mortality－Does weekend sleep matter? J Sleep Res, 28: e12712, 2019.　doi: 10.1111/jsr.12712
5）Barclay NL, Eley TC, Parsons MJ, et al.: Monozygotic twin differences in non－shared environmental factors associated with chronotype. J Biol Rhythms, 28: 51－61, 2013.　doi: 10.1177/0748730412468698
6）Adolescent Sleep Working Group, Committee on Adolescence and Council on School Health: School Start Times for Adolescents. Pediatrics, 134: 642-649, 2014.
7）Dewald-Kaufmann JF, Oort FJ, Meijer AM: The effects of sleep extension and sleep hygiene advice on sleep and depressive symptoms in adolescents: a randomized controlled trial. J Child Psychol Psychiatry, 55: 273-283, 2014.

【駒田陽子】

夜間の光の体内時計への影響とは？

Ans

夜の光は浴びる時間帯によって，体内時計の針を前進させたり，後退させたりする．光の波長（色）も重要である．

概日リズムの時刻依存的な位相変位

哺乳類の体内時計の針を動かす最も強力な因子は光である．概日リズムは24時間の環境サイクルに引き込まれる性質を持っており，これを同調（entrainment）と呼んでいる．**図1左**にはマウスの輪回し活動リズムのアクトグラムを示している．このマウスは環境が一定に保たれる飼育箱内で飼育されているため，飼育箱内で明暗サイクルを与えた場合，光が唯一の同調因子となる．このマウスを継続的に真っ暗な環境，すなわち恒常暗条件で飼育すると，そのマウスが持つ体内時計の周期で自由継続する（図中のマウスは24時間よりも少し短い周期で自由継続している）．このマウスに対して，活動期の前半（図中①のタイミング）で光を与えると，翌日以降の活動開始時刻は大きく遅れる．また活動期の後半（図中②のタイミング）で光を与えると，以降の活動開始時刻は前に進む．さらに，活動休止期（図中③のタイミング）で同様の光を付与しても，活動開始時刻に変化はない．この時刻依存的なリズムの位相変位をまとめたものが，位相反応曲線であり，**図1右下**のように示される．マウスが休息している時間帯（主観的明期：概日時刻でいうと，おおよそCT0−12）における光照射は，主観的明期の前半では少し位相の前進が認められるが，主観的明期の後半では，位相変位がなくなる（図中③）．逆に，マウスが活動している時間帯（主観的暗期：概日時刻でいうとおおよそCT12−24）における光照射は，主観的暗期の前半では位相の後退が認められ（図中①），後半では位相の前進が認められる（図中②）．この位相反応は光の強さ，シフトの大きさ等に種差が認められるものの，基本的にヒトでも保存されている．ヒトの実生活に則して考える場合，マウスの活動時間帯

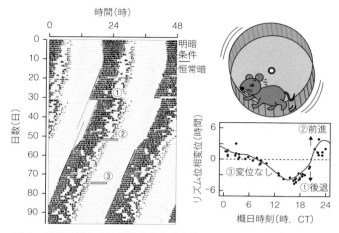

図1　概日リズムの時刻依存的位相変位（中村ほか，2014[1]）より改変）
マウスの輪回し活動のダブルプロットアクトグラム（左図）と6時間の光照射に対する位相反応曲線（右下図）．ダブルプロットアクトグラムとは，横軸に48時間分の活動量を並べ，次の段に後半の24時間分を再プロットし，さらに次の24時間分をプロットしている．ダブルプロットを用いると，活動周期が24時間を外れても，周期の短縮や延長が途切れることなく観察できる．左図中の①活動期（主観的暗期）の前半，②活動期（主観的暗期）の後半，③休息期（主観的明期）の光照射に対するリズム位相の変位（シフト量）をアクトグラムから読み取りグラフ化したものが，右下図の位相反応曲線である．①の時間帯の光は位相の後退，②は位相の前進，③は変化を示さないことがわかる．各点を結ぶことによって曲線として表すことができる．

をヒトの睡眠時間帯と置き換えてみると良い．マウス活動期（夜間）前半の光は，ヒトにとっては，睡眠開始時期に眠りかけたところでパッと明かりがつけられたようなものである．おそらくせっかく眠りにつこうとしていても目が冴えてしまい，翌朝は寝坊しがちになるだろう（図中①）．また，マウス活動期（夜間）後半の光は，ヒトにとっては起床時刻に向けて眠りが浅くなってきた明け方に強い光にさらされるようなものである．まだもう少し眠りたい身体を奮い立たせ一応その日は早く起きだして活動するが，やはり夜は「今朝は早かったから…」と早めに眠りにつきたくなる（図中②）．本来の昼間に強い光にあたっても感覚的に生理変化を実感することは少ない（図中③）．時刻依存的リズムの調節機構で特筆すべきは，リズムの遅れ（位相の後退）は即日生じるが，リズム位相の前進は数日間を要することである．ヒトの場合，社会的要因を考慮する必要があるが，「夜更かしは楽で早起きは

つらい」というのは体内時計に依存する普遍的な性質である[1].

最も効果があるのは青色光

私たちの体内時計は 480 nm の光に最も感受性が高い．このことは，げっ歯類を用いた実験で明らかにされている．1984 年，Takahashi らは，ハムスターにさまざまな波長の光を当てる実験を行って，上述の光による位相反応実験を行った．その結果，500 nm 付近の波長が最も感受性が高いことがわかった[2]．500 nm は網膜の主に明暗を感受する視細胞である桿体細胞の吸収波長であるので，桿体細胞が概日光受容に重要な光受容器であると考えられていたが，桿体細胞と錐体細胞（主に色を感受する視細胞）が欠損したマウスでも概日リズムに関わる光受容が行われることから，視細胞以外の細胞が概日光受容に強くかかわっていることが示唆された．2002 年 Panda らは，メラノプシンという光受容タンパク質を欠損させたマウスの解析から，メラノプシンを発現する網膜神経節細胞が概日光受容を担っていることを発表した[3]．この細胞は哺乳類の中枢時計である脳・視床下部・視交叉上核に神経線維を直接投射しており，網膜で受容した光情報が直接，体内時計に作用することがわかった[4]．このメラノプシンの吸収極大波長が 460 − 480 nm であり光色でいうと青色になる．

光害から身を守る

夜間に青色光（ブルーライト）が最も体内時計の針を動かす作用があることが理解できただろう．現在，私たちの生活で使われる照明は蛍光灯からLED に変わってきている．LED 照明は白色にみえるものでも，多くの場合，中身は青色 LED が使用されていて，ブルーライトを多く発している．パーソナルコンピューターやタブレット端末，スマートフォンの液晶画面も青色LED を使っている．ブルーライトは体内時計の針を動かすだけでなく，網膜にもダメージを与えることがわかっている．ブルーライトへの対策として，端末の画面にブルーライトカットフィルムを貼ったり，ブルーライトカットメガネとよばれるようなものを装着したりするなどの対策が考えられる．それでは，本当にこれらの対策は有効であるのか，筆者らは，マウスの位相変位を指標にブルーライトカットの効果を調べた．すると，同じ明るさのLED 電球であってもブルーライトカットの加工をしてあるものの方が，位

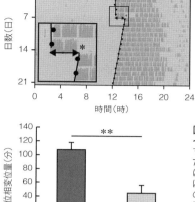

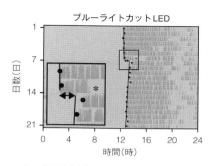

図2　マウス輪回し活動リズムに対するブルーラ
イトカットの効果（Nagai et al., 2019[5] より改変）
マウスを明暗 12 時間 12 時間条件で 7 日間飼育し，
7 日目の夜の前半（図中のアスタリスク*の時間）
に 30 分間，同じ照度（10 lux）の白色 LED もしく
はブルーライトカット LED の光照射を行った．そ
の後，恒常暗条件に移し位相変位量を測定した．下
段はその平均値を示している．ブルーライトカット
の方が位相変位量を有意に低下させることを示して
いる．**$P<0.01$.

相変位量が少ないことがわかった（図2）．このことから，ブルーライトカッ
トは体内時計の針のズレを抑えてくれる効果があることがわかった[5]．

文　献

1）中村孝博，中村渉：体内時計概論．あたらしい眼科，31：191-198，2014．
2）Takahashi JS, DeCoursey PJ, Bauman L, et al.: Spectral sensitivity of a novel photoreceptive system mediating entrainment of mammalian circadian rhythms, Nature, 308 (5955) : 186-188, 1984.
3）Panda S, Sato TK, Castrucci AM, et al.: Melanopsin (Opn4) requirement for normal light-induced circadian phase shifting. Science, 298 (5601) : 2213-2216, 2002.
4）Berson DM, Dunn FA, Takao M: Phototransduction by retinal ganglion cells that set the circadian clock. Science, 295 (5557) : 1070-1073, 2002.
5）Nagai N, Ayaki M, Yanagawa T, et al.: Suppression of Blue Light at Night Ameliorates Metabolic Abnormalities by Controlling Circadian Rhythms. Invest Ophthalmol Vis Sci, 60: 3786-3793, 2019.

【中村孝博】

Q_{ue} 5 ブルーライトカットメガネの効果とは？

朝の高照度光照射によって体内時計の異常・睡眠障害・うつ病・認知症などの改善が認められる．一方，夜間に光を浴びると概日リズム異常・睡眠障害が悪化する．このような作用は青色光（ブルーライト）が最も強い．また，ブルーライトは網膜に対してダメージを与え，加齢黄斑変性の発症を促進する．すなわち，ブルーライトカットメガネの適切な使用によって，概日リズム異常・睡眠障害・加齢黄斑変性などのリスクを軽減することができる．

ブルーライトの特性

青色発光ダイオード（LED）の発明によって実用化された白色 LED には，既存の蛍光灯と比較してブルーライト成分が多く含まれている．パソコンやスマートフォンなどの LED ディスプレイや LED 照明の爆発的な普及に伴い，日常生活におけるブルーライトの曝露量は増加している．ブルーライトは波長が 380～500 nm の青色光であり，可視光線の中では最も波長が短い（図 1）．光が持つエネルギーは波長が短くなるほど高くなるという性質があるため，ブルーライトは可視光線の中では最もエネルギーが高い．また，ブルーライトの波長は紫外線に近いことから，そのエネルギーは紫外線に次ぐほど高い．そのため，近年では，ブルーライトが生体に及ぼす影響についてさまざまな分野で研究されている．

ブルーライトの体内時計に対する影響

網膜には視覚情報としての光を受容する視細胞（桿体細胞および錐体細胞）の他に，内因性光感受性網膜神経節細胞（intrinsically photosensitive retinal ganglion cell：ipRGC）という第三の光受容細胞が存在している．ヒトの網膜には約 150 万個の神経節細胞が存在するが，そのうち約 0.2 ％ が ipRGC だといわれている．ipRGC に発現している光受容体メラノプシンは吸収極大

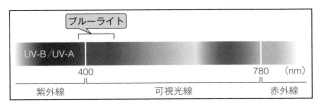

図1　ブルーライトの波長
人間がみることができる約 400〜800nm の波長の光を可視光線という．可視光線は波長の違いによって異なる色として認識され，400nm 近辺の短波長側から紫，藍，青，緑，黄，橙，赤と変化する．特に，380〜500nm の青色の光をブルーライトと呼ぶ．

波長が 460〜480nm であるためブルーライトに応答する．この波長は体内時計の同調作用の最も強い光の波長と一致すること，また，ipRGC は体内時計の中枢である視交叉上核に神経投射していることから，ブルーライトは ipRGC を介してその刺激を視交叉上核に伝達することで体内時計を同調していると考えられている．実際に，実験的に ipRGC を消失させたマウスでは，視覚伝達への影響は確認されなかったものの，概日リズムの位相は 24 時間の明暗周期に同調せず 23.5 時間の周期でフリーランした．

　光による体内時計同調作用を医療に応用する試みの 1 つとして，朝に 2,500lux（ルクス）以上の光を照射することで体内時計を強制的に同調するという高照度光療法があげられる．高照度光療法によって体内時計の異常・睡眠障害・うつ病・認知症が改善することがわかっている．近年，ブルーライトに特化した光療法についても報告されている．例えば，ブルーライトの波長を増やすことで 1,000lux 程度の蛍光灯であってもアルツハイマー病患者の夜間徘徊が減少することがわかっている[1]．

ブルーライトの悪影響と対処法

　ブルーライトは光療法のように有益な活用法がある一方で，注意しなければならないこともいくつかある．夜間にブルーライトを浴びると，睡眠誘発効果を有するホルモンであるメラトニンの分泌が抑制され[2]，睡眠の質が低下するといわれている．そこで，ブルーライトの悪影響を軽減する目的でブルーライトカットメガネが考案され，実際にその効果について調べられている[3]．ある調査では，成人男女 12 人を対象に睡眠 2 時間前にスマートフォ

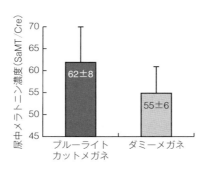

図2　尿中メラトニン分泌量におよぼすブルーライトカットメガネの影響
（Ayaki et al., 2016[3] より改変）
被験者は日頃から習慣的に夜間にスマートフォンやパソコンを使用しており，睡眠の状態があまりよくないと感じている 20 歳代から 40 歳代の健常な男女（平均年齢 29 歳／男性 6 人・女性 6 人）．21:00〜22:00 まで 3lux（ルクス）の環境下においてブルーライトカットメガネまたは比較対照メガネ（ダミーメガネ）を着用しスマートフォン等で読書をし，7 時間睡眠をとった被験者における夜間尿中のメラトニン濃度を測定した．

ンやタブレット端末を使用してもらい，ブルーライトカットメガネの有無によってメラトニンの分泌量や睡眠の質が変化するか否か検討した．その結果，ブルーライトカットメガネを着用した群の方が高いメラトニン分泌を示し，入眠がスムーズになることが明らかになった（図2）．

　体内時計が乱れると，睡眠障害のみならず生活習慣病などの概日リズム異常に伴うさまざまな疾患の発症リスクが高まるといわれている．ブルーライトカットメガネはこれらのリスク軽減にも貢献するかもしれない．最近のスマートフォンなどの LED ディスプレイ機器は，夜間には自動的にブルーライトを減らす機能を有するものが増えている．また，設定した時間になるとブルーライトの少ない暖色系の光に変更してくれる LED 照明もある．メガネをかけるのが苦手な方はこのような機能を有効活用するのも 1 つの手段だろう．

　一方，可視光線の中で最もエネルギーが高いブルーライトは角膜や水晶体では吸収されず網膜に到達し，熱や活性酸素を発生させ網膜にダメージを与える[4]．網膜に蓄積したダメージは加齢黄斑変性のような視力低下につなが

る網膜疾患の原因となる．一部では，LED ディスプレイや LED 照明の増加に伴うブルーライト曝露量の増加が，近年増加しつつある網膜疾患のリスク要因の1つであると指摘されている．このような網膜へのダメージもブルーライトカットメガネによって軽減できるかもしれない．こうした仮説を裏付けるデータが報告されている．ブルーライトカット素材で作製した箱をマウスのケージに被せることで，3,000 lux の蛍光灯の 20 分間照射後に生じる網膜中活性酸素量がどのように変化するか評価した[5]．その結果，コントロール箱を被せた群では網膜中活性酸素量が上昇したにもかかわらず，ブルーライトカット箱を被せた群では光照射をしなかった群と同等レベルまで網膜中活性酸素量が抑制された．また，光照射による網膜中活性酸素量の上昇は炎症性サイトカインの発現を誘導し，マクロファージの浸潤も促進する．炎症の慢性化も網膜にダメージを与えると考えられているが，炎症で中心的な役割を果たすインターロイキン -6（IL-6）やマクロファージの浸潤を促す Monocyte chemotactic protein 1（MCP1）の光照射による発現上昇がブルーライトカットによって抑制されることもわかっている．

文 献

1）Sloane PD, Figueiro M, Garg S, et al.: Effect of home-based light treatment on persons with dementia and their caregivers. Light Res Technol, 47: 161－176, 2015.

2）Brainard GC, Hanifin JP, Greeson JM, et al.: Action spectrum for melatonin regulation in humans: evidence for a novel circadian photoreceptor. J Neurosci, 21: 6405－6412, 2001.

3）Ayaki M, Hattori A, Maruyama Y, et al.: Protective effect of blue-light shield eyewear for adults against light pollution from self-luminous devices used at night. Chronobiol Int, 33: 134－139, 2016.

4）Sui GY, Liu GC, Liu GY, et al.: Is sunlight exposure a risk factor for age-related macular degeneration? A systematic review and meta-analysis. Br J Ophthalmol, 97: 389－394, 2013.

5）Rizzolo LJ: Development and role of tight junctions in the retinal pigment epithelium. Int Rev Cytol, 258: 195－234, 2007.

【楠瀬直喜】

Que 6 規則正しい生活ができない人の対処法とは？

☞Ans

体内時計を健康に保つには，規則正しい生活を送ることが一番．そのためには，潜在的な体内時計の周期を毎日24時間に合わせる努力，さらには平日と週末の生活リズムを同じにすることが大事である．一方で規則正しい生活を送りにくいこの便利な世の中で，いかに体内時計を健康に保つのか，まだ完璧な攻略法はわからない．

規則正しい生活をするために心がけること

日々の生活を規則正しくすることで，社会的時差ボケ等が減り，体内時計は健康に保たれ，生活習慣病の予防につながることは明らかである．慢性的な時差ボケを経験しているのがシフトワーカー（夜勤者）であり，夜勤は睡眠障害，生活習慣病，循環器系疾患，がん等の罹患率を増加させる．また，夜型の人は平日の睡眠負債，休日の社会的時差ボケが起こりやすく，それらはやはり生活習慣病のリスクとなる．よって，日々の時差ボケをいかに経験しないか，つまり"時差ボケ負債"をいかに貯めないかが重要になる．夜勤者のデータから考えると，時差ボケ負債も睡眠負債と同様に，借金として蓄積し，見かけの返済（つまり時差ボケ解消）ができたとしても，その負債を溜め込んだこと自体が後々の健康被害につながると考えられる．よって，いかに時差ボケしない生活をするか，つまり規則正しい生活を日々全うするかが大事なのである（**図1**）．まず，規則正しい生活をするために心がけるべきポイントを列挙してみる．

規則正しい生活を送るための3箇条

1. 体内時計を早める

2. 体内時計を遅らせない

3. 体内時計をズラさない

図1　規則正しい生活を送るための3箇条

①「光，食事，運動によって朝の体内時計リセット効果を高め，体内時計を早めることを心がける」．ヒトの体内時計は平均すると 24.1 時間といわれており，つまり毎日遅れがちな時計を持っている．24.1 時間を 24 時間に毎日調節するためには，朝の体内時計刺激が効果的であり，光，朝食，さらには朝の運動がその刺激となる．

②「夜遅い時間帯の光，食事，運動をやめ，体内時計の遅れをストップ」．上述の理論と同様だが，夜遅い時刻の体内時計刺激は，逆に体内時計を遅らせることが多い．特に夜の光，食事，運動は体内時計を遅らせることがわかっているので要注意である．夜遅い時間帯のカフェイン摂取も，体内時計の遅れをもたらす．また，寝る前のお酒は飲みすぎると，次の日の朝の光による体内時計調節効果を妨げる．夜中寝ている時に電気を消すことも大事だし，寝る前のスマートフォンやパソコン，テレビなどのブルーライト曝露を減らす努力も重要である．

③「平日の夜更かしをやめ，睡眠負債を減らす」．特に夜型の人はこれに尽きる．学校や仕事のために平日に早起きを強いられるにもかかわらず，夜は遅く寝てしまいがちなため，睡眠不足（負債）が貯まり，結果的に休日の寝溜めにつながる．その寝溜めにより休日は生活リズムが後退し，休日明けにマンデーブルー（憂鬱な月曜日）が訪れる．社会的時差ボケも貯まる．よって，夜型の人はいかに平日と休日に同じ生活ができるかが重要となる．

　現在の社会は，要するに夜型の人にとって辛い世の中なのである．その解決方法は，社会のルールを変えることであり，フレックス制によるクロノタイプに合った通勤時間や，学校の始業時刻を遅らせることである．実際に，小学校の開始時刻を遅らせることで，生徒の睡眠やパフォーマンスが改善したという報告が最近世界各地で報告されている[1, 2]．一方，夜型の人は潜在的な体内時計周期が長く，より遅れがちな体内時計を持っている．よって，いくら社会が遅起きに変わったとしても，やはり夜型の人はもっと夜型化するだけかもしれない．夜型の人でも，本人の生活に合わせた毎朝の時計刺激を心がけ，夜の時計を遅らせるような行動を減らす努力を継続することが必要だろう．

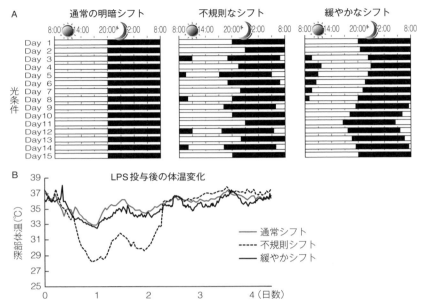

図2　不規則な生活による免疫機能の低下（早稲田大学柴田重信研究室，未発表データ）
A：マウスの飼育における光条件（それぞれ 2 週間分）．不規則なシフトと，緩やかなシフトでは，明期開始時刻のバラツキを，標準偏差 2 時間に固定．B：各光条件で 4 週間飼育し，LPS 20 mg/kg を腹腔内投与し，その後の深部体温変化を，予め体内に埋め込んでおいた温度ロガーにて計測．不規則シフトでのみ大きな体温低下が起きていることがわかる．

不規則な生活の対処方法

　一方で規則正しい生活をできないのが，この便利な現代社会である．社会的時差ボケが起こりづらい朝型や中間型の人であっても，普段の生活リズムが不規則な人は多い．不規則な就寝時刻，例えば毎日の就寝時刻の標準偏差が 1 時間増えるごとに，メタボリックシンドロームの罹患率が 23% 上昇していたという中高年者を対象にしたアメリカの研究結果もある[3]．この研究では，毎日の睡眠時間の標準偏差が 1 時間増えた場合でも，メタボリックシンドロームの罹患率が 27% 上昇している．これらの結果はクロノタイプや平均睡眠時間の影響を考慮しても有意であったことから，社会的時差ボケや

睡眠不足によるものではなく，生活リズムの「不規則さ」が寄与していると考えられる．また，筆者は不規則な光環境で飼育したマウスの免疫応答を調べてみた．結果，不規則生活モデルマウスでは通常飼育マウスと比較し，炎症を惹起するリポポリサッカライド（LPS：Lipopolysaccharide）の投与によるエンドトキシンショックが増大し，負荷後の体温低下，死亡率の増加がみられた（図2，早稲田大学柴田重信研究室，未発表データ）．一方で，不規則な光環境と同等の明期開始時刻（標準偏差が2時間）だが，図2右上のように毎日少しずつゆるやかに光条件がシフトするような環境で飼育してみると，体内時計は光の変化を追従することができ，LPS負荷後の体温低下や死亡率の増加がみられなかった．よって次の日予定があって早起きや夜更しをする場合は，数日前から準備して体内時計を予めズラしておくと良いのかもしれない．今後，さらに具体的な解決策を提示できるように研究を進めていきたいと思っている．

文　献

1) Alfonsi V, Scarpelli S, D'Atri A, et al.: Later School Start Time: The Impact of Sleep on Academic Performance and Health in the Adolescent Population. Int J Environ Res Public Health, 17: 2574, 2020.　doi: 10.3390/ijerph17072574
2) Dunster GP, de la Iglesia L, Ben-Hamo M, et al.: Sleepmore in Seattle: Later school start times are associated with more sleep and better performance in high school students. Sci Adv, 4: eaau6200, 2018.
3) Huang T, Redline S: Cross-sectional and Prospective Associations of Actigraphy-Assessed Sleep Regularity With Metabolic Abnormalities: The Multi-Ethnic Study of Atherosclerosis. Diabetes Care, 42: 1422－1429, 2019.

【田原　優】

熟睡するための体内時計応用法
とは？

Ans

　熟睡のためには，生体リズムが地球の明暗環境に合っていること，複数
ある体内時計が同調していることが大切である．熟睡のための工夫として，
日中に明るい光を浴びること，夜は照明を落として明暗のメリハリをつける
ことが大切である．また，1日の食事時間帯を制限することで，睡眠感が有
意に改善することが報告されている．

睡眠構造について

　睡眠は大きく，レム睡眠とノンレム睡眠という2つの状態に分類すること
ができる．レム睡眠（Rapid Eye Movement Sleep：REM Sleep）は，急速な
眼球運動を伴う眠りで，夢をみていることが多い．身体の力は完全に抜け
ている．ノンレム睡眠（Non-Rapid Eye Movement Sleep：NREM Sleep）は，
レム睡眠以外の睡眠で，脳波的な眠りの深さ（起きやすいかどうか）によっ
て段階1から段階4の4つ（または段階N1から段階N3の3つ）に分けら
れる．ノンレム睡眠中は，脳の活動レベルは低くなり，自律神経の活動や代
謝も落ちている．

　通常眠るときは，まどろんでいるような浅い段階1のノンレム睡眠から
始まって，次第に深くなり，熟睡状態（段階3，段階4）になる．そのあと，
レム睡眠が出現する．このノンレム睡眠－レム睡眠を1つのまとまりとして，
睡眠周期と呼ぶ．一回の睡眠周期は80〜100分程度で，一夜のうちにこれが
平均して4〜6回繰り返される．最初の睡眠周期では，周波数の遅いデルタ
波（徐波）が出現する段階3，段階4睡眠（徐波睡眠と呼ぶ）が多くみられ，
後半の周期では浅いノンレム睡眠やレム睡眠の出現時間が増加する．

熟睡とはどのような状態か

　徐波睡眠中は，外部刺激への反応がほぼできず（起こそうとしてもなかな
か起きない），いわゆる熟睡状態である．徐波睡眠の出現量や徐波の振幅（デ

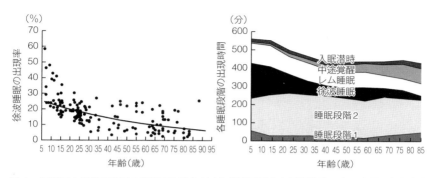

図1　加齢による徐波睡眠の出現率の変化(左)と睡眠時間や各睡眠段階の出現時間の変化(右)
(Ohayon et al., 2004[1])
左図：一夜の徐波睡眠出現率は加齢とともに減少する．20 歳頃までは一夜の 20% 以上を徐波睡眠が占めるが，30 歳代〜40 歳代では 15% 程度となり，60 歳以降は 10% を下回るようになる．右図：加齢とともに増えるのは，中途覚醒時間，段階 1 睡眠，段階 2 睡眠である（睡眠時間（実際に眠れている時間）は加齢とともに減少する）．

ルタパワ）は熟睡状態を示す指標であるが，これらを増やす最も簡単な方法は断眠をすることである（断眠をすることで睡眠圧が高まり，深い睡眠が増える．ただし健康的な方法とはいえない）．また，睡眠段階の出現様相には年齢の影響が大きく，若い頃は一晩の睡眠に占める徐波睡眠は 20% 程度あるが，徐波睡眠出現率は加齢とともに減少する（図1）[1]．したがって中高年になって「若い頃のように深く眠りたい」と願うのはそもそも無理なことである．

　また，主観的な睡眠感と実際の睡眠状態は乖離することが少なくない．そもそも睡眠中は意思判断ができないので，自分が眠れているかどうかは起床してからの感覚でしかない．そのため，睡眠時無呼吸症候群などで睡眠が不安定になっている人であっても，自分の睡眠は深いと思うことがある（睡眠が不足して，いつでも眠れるため睡眠力があると勘違いしてしまう）．反対に，不眠を訴える人の中には，検査をすると睡眠構造には問題ない人もいる．

　これらのことから，熟睡あるいは質の高い睡眠を徐波睡眠に限定して考えるのではなく，睡眠の長さや規則性，睡眠構造全体で捉えることが重要である．すなわち，心身の回復や調整に必要とされる睡眠時間を確保できており，おおよそ決まった時間に寝起きでき，年齢相応の睡眠構造がとれていること

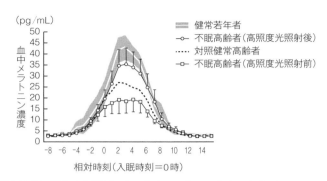

図 2　不眠高齢者に対する光照射による血中メラトニン濃度の変化（Mishima et al., 2001[3]）
健常若年者（白線とグレー領域），健常高齢者（破線），不眠高齢者（光照射前が□，光照射後が○）
における血中メラトニン分泌の日内変動．高齢者の夜間血中メラトニン濃度は若年者に比較して著
しく低いが，日中の光曝露量を増加させることによりメラトニン濃度量は顕著に増加した．

を良眠（熟睡）と考えるのが良いだろう．

熟睡のための体内時計応用法－自然の光の下で過ごす

　熟睡のためには，生体リズムが地球の明暗環境に合っていること，複数あ
る体内時計が同調していることが大切である．常に人工照明の下で生活する
現代社会では，昼間は受光量が足りず，逆に夜は光を浴びすぎている．この
ことが生体リズムを狂わせ，熟睡を阻害する一要因となっている．そこで熟
睡のための体内時計調整法として，日中にできるだけ外で過ごし，明るい光
を浴びることが薦められる．健康な若齢者８人に一週間キャンプ生活をさせ
た研究では，キャンプ中は普段の生活と比べて日中と夜の受光量のメリハリ
が大きかった[2]．概日リズム調節に重要な役割を果たしているメラトニンの
分泌リズムを調べたところ，分泌開始・終了時刻が早まり，睡眠の時間帯が
前進していた．体内時計が自然の明暗環境に同調し，昼間はしっかり目覚め，
夜はぐっすり眠るという状態になることを意味している．

　光を浴びることの重要性は，高齢者でも確認されている．施設で生活する
高齢者は，外出機会が乏しく自然光を浴びないため，日中でも 1,000 lux に
満たない低照度環境で生活していることが多い．このような高齢者では，夜
間の血中メラトニン分泌濃度が著しく低下しており，同時に不眠を呈するこ
とが多い．そこで，４週間にわたり午前と午後に２時間ずつ，2,500 lux の光

環境下で生活させたところ，メラトニン分泌レベルは顕著に増大し，対照健常高齢者群での分泌量のレベルを超えて，若年者群とほぼ同等のレベルにまで回復した．さらに，夜間睡眠の質も改善したという（図2)[3]．

熟睡のための体内時計応用法－食べない時間をつくる

近年，絶食時間を12時間以上確保すること（Time restricted eating）で，概日リズムが明瞭になり，睡眠時間が増え，肥満や内分泌・代謝異常が改善されるという研究成果が報告されている[4]．モバイルアプリを用いて人の摂食パターンを調べた研究では，多くの人が起きている間中，頻繁に不規則に飲食し，一晩の断食時間はベッドにいる時間とほぼ同じであった（半数の人で，1日の摂食時間は14.75時間を超えていた)[5]．摂食時間が14時間を超える過体重者を対象として，摂食時間を10-11時間に制限する介入を16週間実施したところ，体重の減少，主観的な睡眠感の有意な改善が認められたという[5]．何を食べるかだけでなく，いつ食べるか（食べないか）の観点から，体内時計や睡眠に及ぼす効果について今後検討が進むと思われる．

文　献

1）Ohayon MM, Carskadon MA, Guilleminault C, et al.: Meta-analysis of quantitative sleep parameters from childhood to old age in healthy individuals: developing normative sleep values across the human lifespan. Sleep, 27: 1255－1273, 2004.
2）Wright KP Jr, McHill AW, Birks BR, et al.: Entrainment of the human circadian clock to the natural light-dark cycle. Curr Biol, 23: 1554－1558, 2013.
3）Mishima K, Okawa M, Shimizu T, et al.: Diminished melatonin secretion in the elderly caused by insufficient environmental illumination. J Clin Endocrinol Metab, 86: 129－134, 2001.
4）Queiroz JDN, Macedo RCO, Tinsley GM, et al.: Time-restricted eating and circadian rhythms: the biological clock is ticking. Crit Rev Food Sci Nutr, 14: 1－13, 2020.　doi: 10.1080/10408398.2020.1789550
5）Gill S, Panda S: A Smartphone App Reveals Erratic Diurnal Eating Patterns in Humans that Can Be Modulated for Health Benefits. Cell Metab, 22: 789－798, 2015.

【駒田陽子】

Que 8 機械学習から体内時計時刻は予測可能か？

Ans

　血液を特定の時刻に1回採取し，血中の代謝産物や遺伝子発現量から，機械学習を用いて人の体内時計の時刻を予測する技術が汎用化されつつある．一方で日々変化する体内時計を，ウェアラブルデバイス等から予測する技術も報告されているが，その精度はまだ開発段階である．

AI，機械学習とは？

　最近，街中でも AI，人工知能，機械学習という言葉をよく見聞きするようになってきた．機械学習とは，データのパターン・規則性を，既存の教師データを用いてアルゴリズム化することで，新たなデータをそのアルゴリズムを用いて認識，判別するようなシステムを示す．アルゴリズムとは計算式であり，要は沢山あるデータから判別結果を示す式を，機械が算出してくれるものである．よって，データと予想したいもの（数値，または分類分けなど）が決まっていたら，機械学習させてアルゴリズムを作ってみれば良いわけだ（図1）．AI で成功している身近な例は画像解析技術ではなかろうか．沢山の画像を記憶させておくことで，写真を撮るだけで植物や虫の名前を当てるなんてアプリもある．

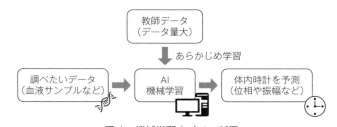

図1　機械学習のイメージ図
まずは蓄積された教師データを用いて，PC に学習させる．その後，実際のデータを入力し，機械学習により得られた数式を用いて，目的の値を算出（予測）する．

リンネの花時計を体内時計測定に応用

　ここでは体内時計予測アルゴリズムについて紹介する．先駆者は，上田泰己先生（東京大学）らの研究で，マウスやヒトの血液中の代謝産物や遺伝子発現量から体内時計の時刻を予測する技術である[1]．この研究は，1751年，カール・フォン・リンネが，「Philosophia Botanica」の中で著した「リンネの花時計」からアイデアを得たものである．リンネは，約200種類の花の開花・閉花時刻の組み合わせから時刻を読み取ることができるマップのようなものを作成している．花の開花はその日の気温や天気によって変化してしまうため，実用化には結びつかなかったが，要点は多種類の花の開花状況をある時点で見ただけで，現在時刻が分かることにある．上田先生らはこの原理を利用し，血液を一時刻のみ1回採取しただけで，その血液中にある各代謝産物や各遺伝子の発現量の組み合わせから，時計指標として用いられている時計遺伝子発現リズムやメラトニン分泌リズムの位相（時刻）を予測する技術を構築している．

　ではこの技術のどこにAIが使われているのだろうか．研究では，血中の代謝産物や遺伝子発現量を網羅的に調べる，メタボローム解析やマイクロアレイ（またはRNA−seqなどの網羅的遺伝子発現解析）を，1日4時間おきに測定し，いわゆる従来の日内リズム計測を行う．さらに被験者のメラトニン分泌リズム（またはDLMO，メラトニン分泌開始時刻）や深部体温リズムを測定する．そこで，ある一点または二点の時刻の，代謝産物や遺伝子発現の組み合わせから，体内時計の位相を予測するような機械学習が可能か調べている．その後，その予測に必要な代謝産物や遺伝子の種類数を減らしていくことで，いかに最小限の情報から体内時計の時刻を予測できるかを解析している（図2）．

　同様の手法は，近年他のラボからも研究報告が相次いでいる．どの研究でも，1日1回よりも異なる時刻で2回サンプルを採取した方が正確であると述べている．ある研究では，2時刻の血液中の13遺伝子のmRNA量を調べることで，誤差2時間以内の精度で体内時計の時刻を予測できたと述べている[2]．また，血液ではなく，パンチアウトした皮膚細胞や[3]，あごひげ等の毛根に付着している毛包細胞からでも，2−3時間以内の誤差で時刻を予

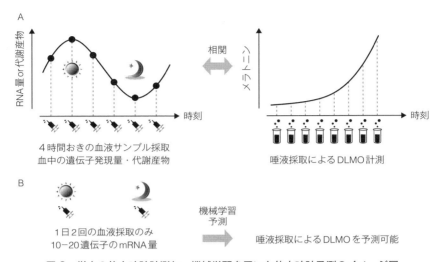

A：RNA量or代謝産物／時刻／相関／メラトニン／時刻

4時間おきの血液サンプル採取
血中の遺伝子発現量・代謝産物

唾液採取によるDLMO計測

B：1日2回の血液採取のみ
10-20遺伝子のmRNA量

機械学習
予測

唾液採取によるDLMOを予測可能

図2　従来の体内時計計測と，機械学習を用いた体内時計予測のイメージ図
A：従来は，1日6回採取した検体を用いて，24時間で変動する遺伝子発現や血中代謝産物などを
捉えることで，体内時計の時刻を調べていた．また，唾液・血中のメラトニン濃度の立ち上がり時
刻（DLMO）も，中枢時計の時刻指標として広く使われてきた．B：新たな技術では，1日2回の
血液採取から得た，血中の10-20種類の遺伝子発現量の組み合わせから，機械学習を用いて
DLMOを予測することが可能になっている．

測できるとする報告もある．ひげ毛包細胞では，時計遺伝子である *PER1*，
PER3，*CLOCK*，*CRY2*，*NPAS2*，*NR1D2* の発現量から位相を予測しており，
3.24 時間の誤差であった[4]．よって，近い将来，乱れた時計の診断方法とし
て，血液などからあなたの体内時計の時刻は何時です，と教えてくれるよう
なサービスが生まれるだろう．また，同様の解析手法から，理論的には体内
時計の振幅（メリハリ）も予測できるはずであり，今後の研究に期待したい．

日々変化する体内時計をいかに予測するのか

　しかし，上述の技術・サービスは，あまり一般人には必要ないのかもしれ
ない．体内時計は日々変化するし，夜更かしすれば体内時計は遅れる．海外
旅行に行けば，体内時計は数日間かけて新しい時刻に合わせようと調節して
いる．その日々の体内時計の変化を測定するような技術も，実はAIを用い
ることで確立されようとしている．現在盛んに行われている研究は，ウェア

ラブルデバイス等を使って，いかに簡便に生体データを取得し，そこから体内時計を予測できるかである．イギリスで行われた研究では，被験者のクロノタイプ（朝型，夜型スコア），性別，睡眠中央時刻，1日の中で皮膚温が最低になる時刻（睡眠時）から，体内時計の指標である深部体温の日内リズムを誤差1時間で予測できたと報告している[5]．しかしこれは，1週間のデータの平均から時刻を予測したものであり，毎日の変化までは予測していない．今後，精度の高い体内時計予測システムができると期待したい．

文　献

1 ）Minami Y, Kasukawa T, Kakazu Y, et al.: Measurement of internal body time by blood metabolomics. Proc Natl Acad Sci USA, 106: 9890 – 9895, 2009.
2 ）Wittenbrink N, Ananthasubramaniam B, Münch M, et al.: High-accuracy determination of internal circadian time from a single blood sample. J Clin Invest, 128: 3826 – 3839, 2018.
3 ）Wu G, Ruben MD, Schmidt RE, et al.: Population-level rhythms in human skin with implications for circadian medicine. Proc Natl Acad Sci USA, 115: 12313 – 12318, 2018.
4 ）Lee T, Cho CH, Kim WR, et al.: Development of model based on clock gene expression of human hair follicle cells to estimate circadian time. Chronobiol Int, 37: 993 – 1001, 2020.
5 ）Komarzynski S, Bolborea M, Huang Q, et al.: Predictability of individual circadian phase during daily routine for medical applications of circadian clocks. JCI Insight, 4: e130423, 2019.　doi: 10.1172/jci.insight.130423

【田原　優】

Que 9 睡眠計測デバイスや睡眠計測アプリはどこまで進化したのか？

簡便に脳波計測を行い，さらにAIによる睡眠ステージ判定まで行えるようなシステムが整いつつある．一方で，脳波ではなく体動と心拍変動を指標として睡眠解析するウェアラブルデバイスや携帯アプリもたくさん登場しているが，その精度はまだ完璧とはいえない．しかし，このような技術により，個人が自分の睡眠問題に気づく機会が増えたことは，生活習慣を見直し行動変容を起こすきっかけとして，とても有効であるだろう．

睡眠測定のゴールデンスタンダード

古くから睡眠解析のゴールデンスタンダードは，睡眠時の脳波を計測する睡眠ポリグラフ（polysomnography：PSG）検査であった．PSGでは，脳波だけでなく，呼吸，脚の動き，眼球運動，心電図，酸素飽和度などを同時に記録することで，睡眠ステージの判定を詳細に行うことができる．よって，PSG検査は病院での睡眠障害の検査には有効であるが，家庭で簡易的に行えるものではなかった．しかし，最近のテクノロジー発展に伴い，自宅で安価に睡眠を測定できるようなデバイスや携帯アプリが次々と登場してきている（図1）．本項ではそれらの現状を概説するとともに，今後の課題を共有したい．

自宅でもできる簡易睡眠脳波計測

まず，PSG検査に則り，脳波を計測することで睡眠を測定する装置を紹介する．「スリープスコープ（スリープウェル株式会社）」では，1チャネルの脳波測定を行える小型装置を用いて睡眠を判定する．この会社のホームページによると，PSG検査との一致率は86.89％であった．また，睡眠脳波の解析はとても時間がかかる作業であるが，スリープウェルではAIによる自動解析を行うとしている．以前，筆者がマウス脳波の睡眠解析を習った際は，「解析ソフトによる結果は信用せず，最終的には人間の目で見て睡眠ス

「脳波計測」	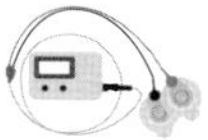	睡眠ポリグラフを簡便化し，自宅でも測定できる．精度も高い．
「ウェアラブルデバイス」（加速度センサ，心拍変動）		心拍変動の導入により精度UP．しかし睡眠ステージ判定の精度は低い．
「枕元，寝具の下のセンサ」（加速度センサ）		加速度センサにより，呼吸，心拍，体動を計測．研究利用は今のところ少ない．

図1　最新睡眠テックの動向
PSG と同様に脳波を測定するタイプ，腕などに付けるウェアラブルデバイスから体動と心拍変動を記録するタイプ，枕元や寝具の下に加速度センサを置くタイプがある．脳波を測定するものは PSG との相関が高い印象を受けるが，それ以外の機器はまだ研究に利用した報告が少なく睡眠測定に適しているのか判断できない．

テージを判定しなさい」といわれた．しかし，最近では機械学習により，機械による睡眠解析の精度が向上しており，論文も多数報告されている．このような自動解析ソフトを用いて，患者の PSG 検査の自動解析を受託する企業も出てきている．スリープスコープは医療用または研究用として使用されているため，個人が利用するには健康診断などで申請することになる．同様の装置としては，脳波2チャンネル，筋電2チャンネルで小型な「脳波センサ ZA−X（株式会社プロアシスト）」などもある．Que21・32 でも述べるが，近年，睡眠改善効果を示す機能性表示食品が次々と出ているが，その開発段階で企業がヒト介入試験を行う際に，このような簡易な睡眠測定装置を用いた睡眠解析は非常に有効であるだろう．

　上述の製品は医療・研究用であったが，最近では脳波測定を搭載した家庭用の睡眠テック製品も登場している．フィリップスが販売している SmartSleep は，ヘッドバンド型で頭部に装着して寝るタイプになっている．1チャネルの脳波を捉えながら自動で睡眠を解析し，さらに深睡眠時に心地良い眠りを導くサウンドを脳波に同期しながら流すことで，より深く質の高い睡眠を得られるとしている．この製品は，米国の睡眠研究者が共同で開発しており，深睡眠を促すサウンド療法は科学的に信頼できるものかもしれない[1]．

ウェアラブルデバイスの現状

　一方で，ウェアラブルデバイスや携帯アプリを用いた睡眠計測も，家庭用としてかなり普及しつつあるだろう．腕時計型の Fitbit は以前は腕の動きのみで睡眠を判定し精度も悪かったが，最近のモデルでは腕の動きと心拍変動から睡眠ステージ（覚醒，レム睡眠，浅い，深い睡眠）を判別している．このモデルを PSG と比較した論文では，睡眠時間を過剰に見積もってしまう傾向にあり，睡眠ステージの判定はメタ解析した総説によると精度は58〜69％であった[2]．携帯を枕元に置くことで，携帯に内蔵された加速度センサで睡眠を判定するものも数多く存在するが，こちらも精度は同程度かもしれない．一方，布団やマットレスの下に置くまたは敷くタイプの加速度センサ（Emfit QS（Connected Design 株式会社））などでは，睡眠時の体動だけでなく，呼吸や心拍変動までも振動から捉えることができ，睡眠判定の精度も高いかもしれない．米国睡眠学会の最新のレビューでは，このような市場に出回る睡眠テックデバイスの精度や感度をしっかりと認定するようなルールを決める必要があり，今後企業も PSG 検査との比較を行っていく必要があると述べている[3]．まとめると，現在の加速度センサの技術では，睡眠・起床時刻，中途覚醒までは計測の信頼度が高いが，睡眠の質と深さ（ノンレム睡眠，レム睡眠）の判定はまだ難しい．一方で一般人からすれば，家庭で自身の睡眠習慣を測定すること自体に，健康管理の行動変容効果がある．よって，まだ科学的な根拠を伴っていないかもしれない睡眠テックではあるが，国民の健康維持を目指す上ではどんどん加速して発展して欲しい．

☕ Coffee Break

┌ AI 食事記録アプリで時間栄養学？ ─

　ダイエットをする際はぜひ，AI 画像解析を搭載した食事記録アプリの使用をオススメする．食前に，携帯で食事の写真を撮るだけで，栄養成分を自動で解析し，AI が食事内容の改善を提案してくれる（図2）．日本人の食生活は，食物繊維の摂取量が少なく，塩分過多が問題だが，筆者自ら解析してみると正にその通りであった．一方で，毎日の栄養成分摂取が記録できることは，栄養学研究において，これまで質問紙を使って調べていたのに比べると革命的である．そこで筆者らは，「あすけん」という食事記録アプリの利用者データを解析し，

食事を写真で記録　　　　AI解析，摂取栄養素記録　　　（kg）　利用者の体重変化

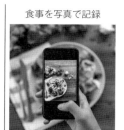
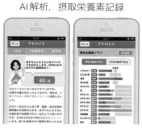
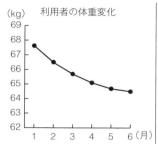

図2　食事記録アプリの例

（左図・中図：（株）asken「あすけん」より提供，右図：（株）askenとの未発表データより作成）
食事記録アプリを利用することで，利用者の大半は行動変容が起き，体重減少がみられる．

　どういう食生活がダイエットによりつながるのか調べてみた．まず，利用者全体の平均体重は，6カ月間で約3kgほど減少していた．その中で，BMIがより高く，年齢が若く，特に男性で，ダイエット効果は大きかった．また，主要な栄養成分をみると，タンパク質を多く摂り，炭水化物を減らす，いわゆる炭水化物ダイエットに近い食べ方が一番痩せていた．さらに食べ方を詳しく調べると，間食や夕食が多い人はダイエット効果が低かった．時間栄養学としてどういう食べ方がダイエットに良いのかは，現在さらに検討中である．

文　献

1）Malkani RG, Zee PC: Brain Stimulation for Improving Sleep and Memory. Sleep Med Clin, 15: 101－115, 2020.
2）Haghayegh S, Khoshnevis S, Smolensky MH, et al.: Accuracy of Wristband Fitbit Models in Assessing Sleep: Systematic Review and Meta－Analysis. J Med Internet Res, 21: e16273, 2019.　doi: 10.2196/16273.
3）Depner CM, Cheng PC, Devine JK, et al.: Wearable technologies for developing sleep and circadian biomarkers: a summary of workshop discussions. Sleep, 43: zsz254, 2020.　doi: 10.1093/sleep/zsz254

【田原　優】

Que 10 体内時計を乱すサマータイムの健康への影響は？

> **サ**マータイムは，体内時計の機能を損ねる．その結果，睡眠不足などを起こし，睡眠障害のリスクを高める．また，急性心筋梗塞の発生率を高めるなどの健康を害する．

サマータイムの導入

　東京 2020 オリンピック・パラリンピック競技大会のために，2018 年 8 月 7 日に政府が「サマータイムを検討する」と発表した．大会期間中の暑さ対策として，サマータイム（夏時間）の導入を検討するよう大会組織委員会が申し入れたからである．このサマータイムについて，筆者らが所属する日本時間生物学会員が中心となって日本学術会議から提言が発表された．その内容を踏まえて，体内時計におけるサマータイムの健康への影響について簡単に解説する[1]．

　サマータイムは，春に時刻を 1 時間早め（夏時間），秋に標準時間に戻す（冬時間）制度であり，夏を中心とする時期に太陽が出ている時間帯を有効に利用し，照明エネルギーを低減する目的で導入が進んでいる時刻システムである．現在欧米など国連加盟の 60 カ国で導入されているが，健康科学面の問題から，近年では廃止の方向に向かっている．特にロシアでは，急性心筋梗塞の発生率の増加や生体リズムの不調などの理由で廃止している．今回，日本で導入が検討されたのは 1 時間のサマータイムではなく，2 時間のサマータイムであった．

時差症候群

　体内時計におけるサマータイムの健康への影響を考えるうえで知っておきたいのは，「時差症候群」である．時差症候群とは，いわゆる海外旅行に行った時の身体の不調であり，体内時計と環境の明暗や社会サイクルとの乖離で生じるさまざまな不調を指す．時差のある地域へ短時間で移動した場合に生

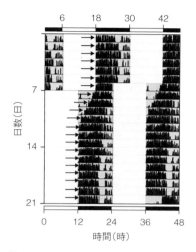

図1　マウス輪回し活動リズムに対する6時間の位相前進の影響
マウスを明暗12時間12時間条件で7日間飼育し，7日目に明暗サイクルを6時間位相前進させた．上部の白黒バーは最初の7日間の明暗サイクルを示し，下部の白黒バーは位相前進後の明暗サイクルを示す．いずれも黒が暗期である．活動開始期（図中矢印）に着目すると，マウスは新しい明暗条件にすぐに適応できず，完全同調するまでに5日間程度かかっている．

じる時差ボケのほか，交代勤務など，明暗サイクルと異なる生活パターンを強いられる場合でも生じる[2]．近年では，社会的時差ボケ（**Que2** 参照）も時差症候群を引き起こす一因となることがわかってきた．症状としては，睡眠障害（夜間不眠，日中の眠気），胃腸症状，頭痛，めまい，集中力・判断力の低下などを示す．マウスの輪回し活動を指標に6時間の時差ボケを生じさせる実験を行うと，活動期の同調がゆっくりと行われていることがわかる（図1）．同じ6時間の時差ぼけであっても体内時計の針を進める（前進させる）のと遅らせる（後退させる）のでは，微妙に異なる．一般に体内時計は，前進させる方が不得意である（**Que4** 参照）．

1時間の時差でも時差症候群に陥る

　時差が大きくなればなるほど，時差症候群の度合いが増すが，1時間という時差でも時差症候群が引き起こされることが知られている．ドイツで行われた調査の結果では[3]，数週間にわたって睡眠・覚醒リズム同調が完成して

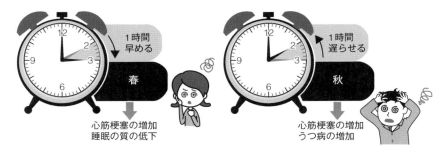

図2　サマータイムへの適応

春のサマータイム実施 1 時間の前倒しは，体内時計を早める必要がある（左図）．秋のサマータイム終了 1 時間の後倒しは，体内時計を遅らせる必要がある（右図）．それぞれの時期に体内時計の針を進めたり，遅らせたりしなければならず，私たちの体内時計に負担がかかり，身体の不調につながる．

いないこと，サマータイムが開始した後，いわゆる夜型人間の方が，朝型人間より同調が遅れることなどが判明している．特に夜型人間のリズムの同調に長い時間がかかるのは，サマータイムで明るくなった夕方の光が体内時計の位相を後退させ，朝の光の位相前進作用と拮抗したためと考えられる（**Que4** 参照）．さらに，夜型人間は朝型人間よりも体内時計の固有の周期（その人が持つ内因性のリズム周期）が長いため，位相の前進に時間が掛かると考えられる．サマータイム開始後，睡眠・覚醒などの生体リズムは，一時的に体内時計から脱同調する．その結果，睡眠不足やそれによる昼間の眠気，認知機能の低下などの時差症候群の症状が現れる．

サマータイムによる健康上の弊害

春のサマータイム開始直後に増加すると報告されている交通事故や急性心筋梗塞は，生体機能の時間的統合不全の結果と考えられる．サマータイムをきっかけとして，うつ病の受診率が増加したとの報告もある．例えば，うつ病による病院受診 185,419 件を調べたデンマークの研究では，夏時間から標準時間への変更後に受診率が 11% 上昇し，その上昇は約 10 週間続いたと報告している[4]．起床時刻を早める必要のある春のサマータイム開始時における問題点だけではなく，秋のサマータイム終了時にも，睡眠の質の低下，急性心筋梗塞の増加，交通事故の増加などが生じることが報告されており，春

のサマータイムの開始時（体内時計の針を進める）だけでなく，秋のサマータイムの終了時（体内時計の針を遅らせる）も，心身に少なからぬ負担をかけていることがわかってきている（図2）．

☕ **Coffee Break**
┌ **サマータイムへの適応** ─────────

　筆者は2005〜2010年までの間，米国の大学に留学し研究を行っていた．米国のほとんどの地域（州）でサマータイムを導入しているため，私も何度かサマータイムによる1時間の時差ボケを経験した．留学当時は若かったためであろうか，夏時間（Daylight saving time：DST）の始まりと終わりで肉体的にキツイといったことはまったくなかった．研究室の米国人の同僚から「明日から1時間時刻が早くなるから，遅刻するなよ（逆も）」と言われることがしばしばあった．彼らは私が日本人であることを認識していたし，彼らも米国にはDSTがあることを意識していたのだと思う．つい最近（2020年3月），学会のためサンディエゴ（米国カリフォルニア州）へ出かけた．その時ちょうど，帰国する日がDSTの始まりとなっていて，スマートフォンの時計が自動的に変わることを祈って，アラームをかけて眠りについたがあまり眠れなかった．肉体的にDSTに適応できても，精神的に適応しにくくなっている自分？を意識してしまった．

文　献
1）日本学術会議（基礎生物学委員会・基礎医学委員会・臨床医学委員会合同生物リズム分科会）：提言「サマータイム導入の問題点：健康科学からの警鐘」．2018年．http://www.scj.go.jp/ja/info/kohyo/pdf/kohyo-24-t271-1.pdf
2）本間研一，本間さと，広重力：生体リズムの研究．pp253−257，北海道大学図書刊行会，1989.
3）Kantermann T, Juda M, Merrow M, et al.: The human circadian clock's seasonal adjustment is disrupted by daylight saving time. Curr Biol, 17: 1996−2000, 2007.
4）Bertel T Hansen , Kim M Sønderskov, Ida Hageman, Peter T Dinesen, Søren D Østergaard, Daylight Savings Time Transitions and the Incidence Rate of Unipolar Depressive Episodes. Epidemiology, 28: 346−353, 2017.

【中村孝博】

Que 11 女性ホルモンは体内時計に影響を与えるか？

女性ホルモンと呼ばれるエストロゲンやプロゲステロンは，げっ歯類の活動リズムに影響を与えることがわかっている．中枢時計である視交叉上核（しこうさじょうかく）には影響が弱いが，末梢時計の針を動かす効果も確認されている．

女性のライフサイクルと月経周期による女性ホルモンの変動

女性ではライフサイクルのステージ（思春期・成熟期・更年期・老年期）ごとに女性ホルモンと称されるエストロゲンとプロゲステロンの分泌量が変化する．女性ホルモンは卵巣の発達とともに思春期にその分泌が急激に高まり，20～30歳代でピークを迎えた後，40歳を過ぎた頃から卵巣の退化とともに分泌量が低下する．さらに，月経周期や妊娠・出産などの女性のライフイベントにおいても，女性ホルモンの分泌量は変化する．この女性ホルモン変動によって，女性はさまざまな精神・身体症状を訴えることがある．初経後の月経前に起こる不調である月経前緊張症や閉経後に起こる更年期障害は女性ホルモンの変動によって引き起こされる症状の代表例であり，これらの症状に伴う睡眠障害も報告されている[1]．

女性ホルモンは生涯にわたり大きく変動するとともに，初経から閉経までの間に起こる月経周期によっても大きな変動が認められる．ヒトの月経周期では，排卵を挟んで排卵前の卵胞期と呼ばれる期間にエストロゲンの分泌が高まり，排卵後の黄体期と呼ばれる期間ではプロゲステロンの分泌が高まる．ヒトの月経周期は一般に約28日で一回りするが，実験動物として用いられるげっ歯類では，この性周期は4−5日で一周し，同様なホルモンの変動が認められる（図1A（上図））[2]．

女性ホルモンが活動リズムに与える影響

性周期に伴う卵巣ステロイドホルモンの変動は，活動リズムにも影響を及ぼすことが知られている．げっ歯類は輪回しを好むため，飼育ケージ内に置

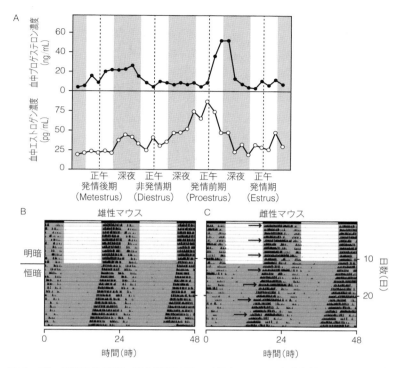

図1　げっ歯類の性周期に伴う卵巣ステロイドホルモンの変動と輪回し活動の性差
（A（上図）：Butcher et al., 1975[2] より改変；B（下図）：水田と中村，2017[3]）より改変）
A（上図）：げっ歯類は 4−5 日間で 1 周する性周期を持ち，その性周期は，発情後期，非発情期，発情前期，発情期の 4 つのステージで構成される．排卵は発情前期の暗期に限定して起こる．エストロゲン濃度は発情前期にかけて高くなり，プロゲステロンは発情前期から発情期にかけて高くなる．B, C（下図）：明暗条件下では雄性雌性ともに，明暗条件に同調し，暗期に行動する活動リズムを示す．恒常暗条件では，動物は外界から時刻情報を得ることができないため，自身の体内時計の周期でリズムを刻む．これを自由継続（フリーラン）と呼ぶ．雌性動物では4−5日に一度，矢印（➡）で示した発情前期の日において，活動の亢進と活動期の前進がみられる．

くと，夜行性であるマウスは暗期に回転数を増加させ，明期には輪を回さず休む．これを長期間記録し48時間のダブルプロットで表すと，図1B（雄性マウス）のような，活動と休息が交互に現れるアクトグラムを得ることができる．この測定系を用いて，正常に性周期が回帰する成熟雌性マウスの活動リズムを記録すると，発情前期から発情期にかけて暗期の活動量が亢進し活動期の開始位相が前進する．性周期に伴い 4−5 日毎に活動の亢進，位相の

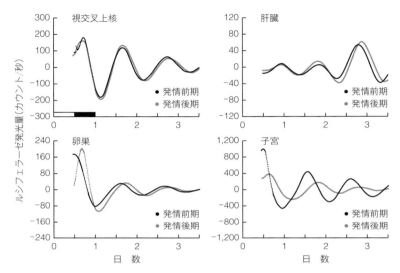

図2 性周期のステージの違いによる時計遺伝子発現リズムの変化
(Nakamura et al., 2010[4] より改変)

発情前期と発情後期にサンプリングを行った雌性 PER2::LUC ノックインマウスの視交叉上核, 肝臓, 卵巣, 子宮における PER2::LUC 発光リズムの代表例を示した. PER2::LUC ノックインマウスは, 時計遺伝子である*Per2*遺伝子の後ろにホタル発光ルシフェラーゼタンパク質をコードする遺伝子を導入したマウスであり, ルシフェラーゼの発光量が *Per2*遺伝子の発現量として計測できる. 膣スメア像を参考に, 発情前期と発情後期に分け, サンプリングを行い, 視交叉上核, 肝臓, 卵巣, 子宮の組織培養を行った. 発光リズムの計測は 4 日間にわたり連続して行った. 子宮において, 発情前期の PER2::LUC リズム位相は前進し, 振幅も大きかったが, それ以外の組織では大きな変化は認められなかった.

前進が現れるため, 雄性動物と比較すると, 雌性動物のアクトグラムは異なっていることがわかる (図1C)[3].

女性ホルモンが時計遺伝子発現リズムに与える影響

　私たちの体の中には, 時計遺伝子が存在し体内時計として機能し, それぞれの臓器内の細胞で時刻を刻んでいる. 筆者らは, 雌性マウスを用い, さまざまな臓器における時計遺伝子発現リズムの性周期による発現リズムの違いを観察した (図2). その結果, 中枢時計では性周期のステージによって発現リズムの差は観察されないが, 子宮などの生殖に関わる臓器では有意なリズムの差が認められた[4]. このことを裏付けるように, 子宮培養下での時計遺伝子発現リズムは, エストロゲンとプロゲステロンの影響を強く受け, リ

ズムの位相や振幅の増大を起こすことを示した．すなわち，時計遺伝子発現リズムに対する女性ホルモンの影響は，臓器ごとに異なり，子宮などの生殖に関わる臓器では，女性ホルモンは時計の針を動かすが，脳にある中枢時計（視交叉上核）には影響しないことがわかった[5]．

体内時計のズレによって起こる身体の不調

　上述の通り，女性ホルモンの変動により，女性はさまざまな精神・身体症状を訴えることがあり，睡眠障害もその中に含まれる．ヒトは社会性に強く依存する生き物であることから，げっ歯類のような4−5日間の性周期に伴うリズムの変動が，実生活で表出することはないと報告されている．しかし稀に，排卵前のエストロゲンの高い時期に早寝になり，排卵後のプロゲステロンの高い時期に遅寝になる睡眠障害を伴うリズムの変動が認められることが日本人女性で報告されている[1]．筆者らが行った時計遺伝子発現リズムの結果から，規則正しい生活リズムを送っている女性においても，臓器の時計は女性ホルモンの変動の影響を受け，それぞれの臓器の時計の針が一致していない状態が起こっていると考えられる．これは，海外旅行に行ったときに起こる「時差ボケ」のような状態で，さまざまな身体的不調を引き起こす．排卵前後や月経前の身体の不調に関しても，体内時計の針のズレが一因となって引き起こされていると考えられる．「規則正しい生活リズム」は私たちの体内時計を強固するので，「規則正しい生活リズム」を築くことこそが，時計の針のズレによって起こる不調に対処できる体を作り上げると考えられる．

文　献
1) 中村孝博，高須奈々，中村渉：雌性生殖機構と概日リズム．睡眠医療，15：281−289，2021．
2) Butcher RL, Collins WE, Fugo NW: Altered secretion of gonadotropins and steroids resulting from delayed ovulation in the rat. Endocrinology, 96: 576−586, 1975.
3) 水田習斗，中村孝博：概日リズムと性周期．日本女性医学学会雑誌，24：240−246，2017．
4) Nakamura TJ, Sellix MT, Kudo T, et al.: Influence of the estrous cycle on clock gene expression in reproductive tissues: effects of fluctuating ovarian steroid hormone levels. Steroids, 75: 203−212, 2010.
5) Nakamura TJ, Sellix MT, Menaker M, et al.: Estrogen directly modulates circadian rhythms of PER2 expression in the uterus. Am J Physiol Endocrinol Metab, 295: E1025−E1031, 2008.

【中村孝博】

Que 12 体内時計は生殖機能（不妊）に影響するか？

 Ans

多くの時計遺伝子欠損（変異）マウスは，雌性でも雄性でも生殖機能に異常を呈する．雌性げっ歯類では体内時計中枢である視交叉上核を破壊すると正常な排卵ができない．すなわち，視交叉上核からの時刻情報は排卵制御機構に重要である．また，不妊症状を示す時計遺伝子欠損マウスでも，環境リズムと体内時計の不一致性を調整すると不妊が解消することが確認されている．

時計遺伝子欠損マウスの生殖機能異常

これまで作製された時計遺伝子欠損（変異）マウスでの生殖機能異常が雌性・雄性問わず報告されている．例えば，時計遺伝子である *Bmal1* 欠損マウスでは，雌性の性周期の乱れ，思春期の遅れ，卵巣や子宮の発達不全が現れる．また，雄性 *Bmal1* 欠損マウスでは，精巣内のライディッヒ細胞の機能不全，ステロイドホルモン合成を制御する *StAR* 遺伝子の発現低下が報告されている[1]．時計遺伝子欠損マウスの結果から，生殖機能にとって体内時計が重要であることがわかる．

時刻情報は排卵制御機構に重要

げっ歯類の体内時計中枢である視交叉上核を破壊すると，活動の概日リズムも消失するが雌性では規則的な排卵もなくなる．排卵は，卵巣で発育した卵胞が卵巣外に排出されるイベントである．卵胞が卵巣外へ排出されるには，脳下垂体からの黄体形成ホルモン（LH）の大量分泌（LH サージ）が引き金となるが，その元をたどると性腺刺激ホルモン放出ホルモン（GnRH）の大量分泌（GnRH サージ）に起因する．視交叉上核の破壊はこの GnRH に続く LH サージを消失させるのである．また，視交叉上核から比較的近傍にある GnRH ニューロンへは直接的，もしくは間接的な神経連絡が報告されている．これらのことから視交叉上核からの時刻情報は排卵を主とした雌性生殖機能

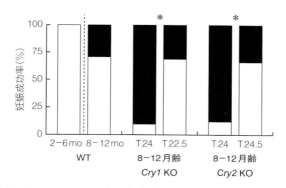

図1　内因性周期と外環境周期を調整することによる不妊の改善
(Takasu et al., 2015[3]) より改変)
野生型における，妊娠適齢期（2−6 カ月齢）および早期老齢期（8−12 カ月齢）の妊娠成功率，早期老齢期における *Cry1* ,2KO マウスを 24 時間周期の明暗条件で飼育した場合と，内因性周期に合わせた明暗周期で飼育した場合の妊娠成功率を示す（*p＜0.05：フィッシャーの正確確率検定）.

に重要な働きをしていることが示されている[2].

*Cry*欠損マウスの不妊

　筆者らは，時計遺伝子である，*Cryptochrome*（*Cry*）*1*，*Cry2* を人為的に欠損させて働かなくした *Cry1*KO マウス，*Cry2*KO マウスを用い雌性の性周期と妊娠率を調べた．*Cry1* および *Cry2*KO マウスは性成熟後の若齢期（3〜5 カ月齢＝ヒトでいうと 10 歳代後半から 20 歳代）では，明白な性周期が確認され，繁殖能力も野生型マウスと同じであったが，少し齢を取った早期老齢期（8〜12 カ月齢＝ヒトでいうと 30 歳代後半から 40 歳代）マウスでは性周期不整や不妊を呈することを発見した．早期老齢期の野生型マウスの妊娠率が約 70％ であるのに対して，同月齢の *Cry1* および *Cry2*KO マウスでは妊娠率が約 10％ まで落ち込んだ（図 1）[3].

体内時計の周期に照明時間を合わせると妊娠率が上昇

　Cry1 および *Cry2*KO マウスの体内時計の周期は，野生型マウスと大きく異なっている．野生型マウスの体内時計周期が 24 時間に限りなく近い 23.8 時間であるのに対し，*Cry1*KO マウスでは 22.5 時間，*Cry2*KO マウスでは 24.5 時間周期である．マウスの飼育箱の照明条件を 24 時間周期ではなく，*Cry*KO マウスに合わせた．*Cry1*KO マウスには明期 11.25 時間：暗期 11.25

時間の22.5時間周期に, *Cry2*KOマウスには明期12.25時間：暗期12.25時間の24.5時間周期にした照明条件で飼育した. すると性周期が規則的に回るようになり, 不妊が改善した. 照明条件が24時間周期の時は約10%であった妊娠率は, この方法で個々のマウスの周期に合わせると, 野生型と同等の約70%まで回復した（図1）.

社会的時差ボケ状態のマウスは性周期不整が起こる

野生型マウスでも少し照明条件を変えると早期老齢期で性周期不整が起こる. その照明条件とは, 私たちが社会的時差ボケと呼んでいる環境条件である（社会的時差ボケについては, Que2を参照）. この社会的時差ボケを模して, マウスに対して, 平日である月曜日から木曜日まで, 朝6時に照明が点き, 夜18時に照明が消える条件にし, 金曜日の夜は3時間遅い21時に消灯する. 土日は3時間遅らせた照明条件で過ごさせ, 月曜日の朝は再び6時に照明が点灯するといった1週間のスケジュールで飼育した. この社会的時差ボケスケジュールをマウスに課すと, 早期老齢期の野生型マウスでも性周期不整を呈するようになった（図2）. この早期老齢期の野生型マウスの性周期の乱れは, 若齢期のマウスではみられないことから, 社会的時差ボケによる性周期の乱れは, 体内時計の加齢（Que22参照）と密接にかかわっていると考えられる. 老化した体内時計が光に対する柔軟性を失い, 生殖機能に正しい時刻情報を送れなくなり, 妊娠率も落ちると推測される[4]. すなわち, 視交叉上核からの時刻情報出力が加齢によって弱まり, LHサージが正常に引き起こされず, 性周期が回らなくなるという仮説が考えられた. その現象は数理モデルによっても示すことができた[5].

女性における体内時計と不妊

これらの多くの実験はマウスを用いたものであり, 完全にヒトに当てはめることはできない. しかし, 体内時計のシステムや日内リズムの特徴は, ヒトとマウスでとてもよく似ている. シフトワーク（交代勤務）がある仕事をしている女性に生理不順が多いことや, 妊娠しにくいことは現場ではよく知られている. 米国の研究ではシフトワークをする看護師に生理不順が多いといった報告もみられる. これらのことから, いわゆる「妊活」には, まず, 規則正しい生活リズムの構築が重要であると考えられる. また, 社会的時差

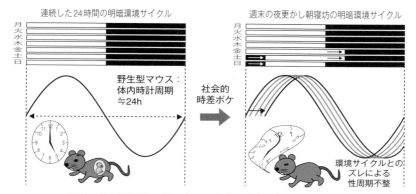

図2　性周期不整のリスクファクターとなる社会的時差ボケ
（Nakamura et al., 2016⁴⁾ より改変）

早期老齢期の野生型マウスは通常の連続した明暗環境サイクルで飼育していれば，妊娠可能である
が（左図），週末の夜更かし・朝寝坊の社会的時差ボケ条件にすると性周期不整を呈するようにな
る（右図）.

ボケが性周期不整を促すことから，平日だけの規則正しい生活リズムはあま
り意味がなく，週末を含めて規則正しい生活リズムを構築することが必要で
ある.

文　献

1 ）Sciarra F, Franceschini E, Campolo F, et al.: Disruption of Circadian Rhythms: A Crucial Factor in the Etiology of Infertility. Int J Mol Sci, 21: 3943, 2020.
2 ）Simonneaux V, Bahougne T: A Multi-Oscillatory Circadian System Times Female Reproduction. Front Endocrinol（Lausanne）, 6: 157, 2015.
3 ）Takasu NN, Nakamura TJ, Tokuda IT, et al.: Recovery from Age-Related Infertility under Environmental Light-Dark Cycles Adjusted to the Intrinsic Circadian Period. Cell Rep, 12: 1407 − 1413, 2015.
4 ）Nakamura TJ, Takasu NN, Nakamura W: The suprachiasmatic nucleus: age-related decline in biological rhythms. J Physiol Sci, 66: 367 − 374, 2016.
5 ）Ohara T, Nakamura TJ, Nakamura W, et al.: Modeling circadian regulation of ovulation timing: age-related disruption of estrous cyclicity. Sci Rep, 10: 16767, 2020.

【中村孝博】

Que 13 体内時計と心理的効果の関係とは？

 Ans

深部体温や内分泌機能などの生理指標と同様，気分や活力といった心理指標も内因性の概日リズムがあり日内変動を示す．コンスタントルーチンを用いた実験から，意欲や熱中などの肯定的感情には，深部体温リズムと一致した24時間リズムが示されている．

心理指標の概日リズム

うつ病患者の抑うつ気分には日内変動があり，午前中に最も気分が落ち込み，午後から夕方にかけて症状が改善する．このような気分の変動は，うつ病の人だけでなく，健康な人にも認められる．コンスタントルーチン（睡眠覚醒，姿勢，活動，カロリー摂取，照度などのマスキング要因を厳密に統制して，概日リズム指標の連続的な測定を行い，リズム位相を調べる方法）を用いた実験結果から，気分は概日リズムに沿っており，体温が最低となる時間帯に最も低くなることが示されている．若年健康女性を対象として，月経周期の卵胞期に27時間のコンスタントルーチンを実施した研究では，不安や恐れなどの否定的感情は概日リズムを示さなかったが，意欲や熱中などの肯定的感情は深部体温リズムと一致した24時間リズムを示したという[1]．

さなざまな生理指標（深部体温や内分泌機能等）と同様，心理指標（気分等）にも内因性の概日リズムがあるかどうかを明らかにするためには，上述したマスキング要因を統制することが必須であるが，睡眠の恒常性維持機構（ホメオスタシス）についても考慮に入れる必要がある．例えば気分が最も良いと推測される時間帯（深部体温が高値を示す夕方頃）であっても，前日夜勤に従事して徹夜をしている場合にはどうだろうか．断眠によって睡眠圧を高める，あるいは仮眠をとらせて睡眠圧を低下させることで睡眠圧を変化させた場合にも，主観的な幸福感には日内変動が認められた[2]．ただし睡眠圧が高い状態では，高齢者や女性では気分（幸福感）が悪化したことから，気分

の概日リズムとこれに及ぼす恒常性の影響は，年齢や性別によって異なることが示唆される．

　若年者と高齢者を対象に，30分睡眠-60分覚醒の試行を繰り返す短時間睡眠覚醒スケジュール法下で，深部体温と睡眠ポリグラフ検査（PSG）を連続測定するとともに，試行毎（覚醒時）に精神運動パフォーマンス課題を実施，主観的眠気・全般的活力・全般的情動を自己評定させた研究では，主観的眠気が最も低いのは夕方頃で，眠気の水準に年齢群の差はなかったが，高齢者では若年者に比べて振幅が低かった[3]．パフォーマンスに関しては，反応時間が最も速い時間帯は若年者では夕方頃（単純作業課題17:44，反応課題15:00），高齢者では午後（単純作業課題14:51，反応課題12:30）であり，高齢者の方が日内変動が大きかった．全般的活力，全般的情動は午前中に低値を示した[3]．

睡眠相のシフトと気分

　睡眠相のわずかなシフトによって気分が変化することが示唆されている．ロシアの研究グループは，6日間にわたって1日20分ずつ睡眠相を前進させることで，体内時計を急激に前進させることなく，睡眠相を2時間前進させ，その後27時間のコンスタントルーチン下で主観的眠気，気力，気分を測定した．その結果，睡眠相を固定した条件と比べて，睡眠を前進させた条件では，気分の概日リズムに変化が認められ，夜間に気分が突然低下し一晩中低いままであった（図1）[4]．こうしたことが健常者でも起こるのであれば，うつ病患者はさらに脆弱である可能性があり，今後の研究によっては，気分障害の病態メカニズムの理解や治療の解明につながるものと期待される．

朝型 vs 夜型：クロノタイプと気分

　クロノタイプが夜型であることが気分障害や抑うつ症状のリスク要因であることが指摘されている．夜型であることそれ自体が抑うつ症状に関連するのだろうか，それとも夜型によってもたらされる睡眠負債（Que3を参照）が媒介しているのだろうか．日本人成人1,170名を対象とした疫学調査から，睡眠状態や日中の眠気とは独立して，強い夜型であることそれ自体が抑うつ状態の存在と有意な正の関連を示すことが明らかにされた[5]．よって，生物時計機能と気分調節との間に機能的関連が存在し，さらに夜型クロノタイプ

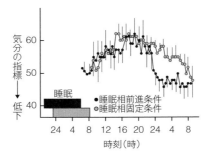

図1　睡眠相の前進による気分の日内変動への影響(Danilenko et al., 2003[4])より改変)
◯：睡眠相を固定した条件，●：睡眠相を2時間前進させた条件における気分の日内変動.
6日間にわたって1日20分ずつ睡眠相を前進させる条件と，睡眠相を固定した条件を設定
し，その後，27時間コンスタントルーチン法を行い，生理指標と心理指標を測定. 睡眠相
前進条件では，夜間に気分が突然低下し一晩中低かった.

が気分障害への罹患脆弱性を高める可能性があるだろう.

☕ Coffee Break

─ロシアの時間生物学─

　2019年11月に，ロシアのエカテリンブルグにあるウラル連邦大学主催
の学会シンポジウムに参加する機会を得た. 睡眠相前進と気分の関係を検討
したノヴォシビルスクのDanilenko博士，社会的時差ボケと抑うつの関係や
食行動の研究成果を多く出しているロシア連邦コミ共和国のBorisenkov博
士，Popov博士らが参加されており，ロシアの時間生物学研究について話を
伺うことができた. 1981年にRussian Academy of Medical Sciencesの
Chronobiology & Chronomedicine学会が創立され，さまざまな活動が行わ
れているそうだ. 学会のサイトでは，研究を紹介する動画などもみることがで
きる（http://www.chronobiology.ru/）. また近年，チュメニ州立医科大学
からJournal of Chronomedicineが刊行されている. 今，ロシアでの時間生
物学研究が熱い！

　学会のコーヒーブレイクには，ピロシキ（具は色々な種類があり（図2），日
本でイメージする揚げたものではなく焼いたピロシキ）やモルスというコケモ
モ，クランベリーのジュースがあり，とてもおいしかった.

　ロシアに入国するにはビザ（文化交流ビザ）が必要で，必要事項がもれなく

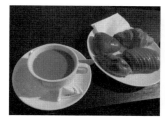 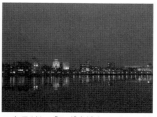

学会のコーヒーブレイクで出された　エカテリンブルグを流れるイセチ川
ピロシキ　マイナス10℃で凍っていました

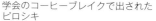
図2　ロシア，エカテリンブルグのウラル連邦大学の学会において

記載された招聘状の「原本」をロシア大使館に提出して取得しなければならず，数カ月前から準備を始めたにもかかわらず正式にビザが取得できたのは出国2日前だった（正直，間に合わないのではないかと思った）．広い領土の東西南北で時間生物学の研究が行われており，是非ロシアを訪問してみてください（ただしビザの準備はお早めに！）．

文　献

1）Murray G, Allen NB, Trinder J: Mood and the circadian system: investigation of a circadian component in positive affect. Chronobiol Int,19 :1151 − 1169, 2002.
2）Wirz-Justice A: Diurnal variation of depressive symptoms. Dialogues Clin Neurosci, 10: 337–343, 2008.
3）Buysse DJ, Monk TH, Carrier J, et al.: Circadian patterns of sleep, sleepiness, and performance in older and younger adults. Sleep, 28: 1365 − 1376, 2005.
4）Danilenko KV, Cajochen C, Wirz-Justice A: Is sleep per se a zeitgeber in humans? J Biol Rhythms, 18: 170 − 178, 2003.
5）Kitamura, S, Hida A, Watanabe M, et al.: Evening preference is related to the incidence of depressive states independent of sleep-wake conditions. Chronobiol Int, 27: 1797 − 1812, 2010.

【駒田陽子】

Que 14 子どもの睡眠と発達障害に体内時計は関係するの？

Ans

発達障害のうち，注意欠如・多動性障害と自閉症スペクトラム障害では高頻度に睡眠の問題が合併する．概日リズムの異常，夜間のメラトニン分泌の低下や光に対する感受性の問題，メラトニンの分泌あるいは代謝に関連する遺伝子領域の変異等が報告されており，睡眠・覚醒相後退障害，入眠困難，日中の眠気の有病率が高い．

発達障害とは

発達障害（神経発達症）は，DSM－5（Diagnostic and Statistical Manual of Mental Disorders Fifth Edition, アメリカ精神医学会；翻訳版は，DSM-5 精神疾患の診断・統計マニュアル，日本精神神経学会監修）の中で，「典型的には発達期早期，しばしば小中学校入学前に明らかとなり，個人的，社会的，学業または職業における機能の障害を引き起こす発達の欠陥により特徴づけられる．発達の欠陥の範囲は，学習または実行機能の制御といった非常に特異的で限られたものから，社会的技能または知能の全般的な障害まで多岐にわたる．」と定義される[1]．知的能力障害，コミュニケーション障害，自閉症スペクトラム障害（Autism Spectrum Disorder：ASD），注意欠如・多動性障害（Attention－Deficit/Hyperactivity Disorder：ADHD），限局性学習障害，運動障害の6つの障害に分類される．発達期早期に明らかになるという記載のとおり，発達期を終えた後に何らかの原因によって発生した類似症状，たとえば頭部外傷後に新たに注意欠陥・多動をきたしたような場合や，統合失調症の罹患によって新たに自閉症様の症状をきたした場合には，発達障害とは分類されない．児童生徒に占める割合は1%強にのぼり，過去10年で2倍以上に増加している．多岐にわたる発達障害のうち，特に睡眠との関係が指摘されるのはADHDとASDである．

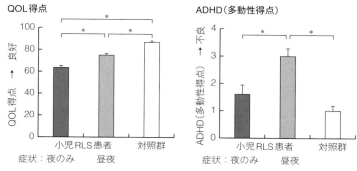

図1　むずむず脚症候群（RLS）小児患者における QOL と ADHD 症状
（Furudate et al., 2014[2] より改変）
小児 RLS 患者 25 名（男性 6 名，平均年齢 12.3 歳）と対照群 28 名を対象に ADHD 評価スケール，小児 QOL 尺度を取得した．RLS 患児は，対照群に比べて QOL が低かった（左図）．また，RLS 症状の発現時間が長い患児では，夜だけ発現する患児に比べて ADHD 多動性得点が高く，悪化していた（右図）．*p＜0.01.

ADHD と睡眠の問題

　ADHD は，社会的および学業的活動に直接，悪影響を及ぼすほどの不注意，あるいは多動性および衝動性によって規定される発達障害である[1]．研究によってデータに幅があるが，ADHD 児では，22〜74％ という高頻度で睡眠の問題が合併する．特に多く認められるのが，むずむず脚症候群（Restless Legs Syndrome：RLS）と周期性四肢運動障害（Periodic Limb Movement Disorder：PLMD）である．RLS は，①脚の不快な感覚のため，脚を動かしたくてたまらなくなる，②安静にして，横になったり座ったりしていると症状があらわれる，③脚を動かすと，不快な感覚が軽くなる，④夕方から夜にかけて症状が強くなる（症状の発現に明瞭な概日リズムが認められる），という 4 つの特徴的な自覚症状がある．

　小児 RLS 患者を対象に，終夜睡眠ポリグラフ検査，指示不動検査（Suggested immobilization test：SIT），ADHD 評価スケール，小児 QOL 尺度，血清フェリチン濃度を測定したところ，興味深いことに，RLS 症状の発現は夜間のみが 10 例（40％）であったのに対し，昼夜ともに発現していたケースが 15 例（60％）あった[2]．RLS 症状が昼夜ともに発現していた群では，症状が夜だけの群に比べて，ADHD 多動性スコアが悪化していた（図1）[2]．

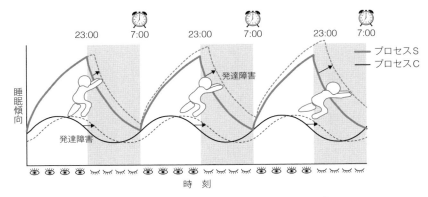

図2　ADHD における 2 過程モデル（Bijlenga et al., 2019[3]）より改変）
睡眠の2過程モデル．プロセスC（概日リズム）と，プロセスS（睡眠圧）の変化を示す．発達障害では，プロセス C が後退し（実線から点線へと），プロセス S を押し上げている（実線から点線へと）．社会に求められる時刻に起床すると，睡眠時間が短くなり，睡眠圧が高い状態すなわち日中の眠気が生じる．日を追うごとに睡眠圧が高まっていき，精神的・身体的不調につながる．ADHD ではリズムの遅れと睡眠負債による注意実行機能の低下が生じているものと考えられる．

血清フェリチンが低値を示した患児に対して鉄製剤投与による治療（不足している鉄分を補給する治療方法）を行ったところ，RLS 症状の改善だけでなく，ADHD 各スコア，QOL 各スコアが有意に改善した[2]．これらの結果は，ADHD 様行動を示す児童の中には，RLS 等による睡眠の阻害が原因となっているケースも存在し，睡眠障害を治療することで日中のパフォーマンスが改善する可能性が示唆される．

　ADHD 児では概日リズムが後退しており，入眠困難とそれに伴う睡眠不足や日中の眠気が指摘されている（**図2**）[3]．睡眠・覚醒相後退障害の有病率は，一般人口では 4％ 程度と推測されているが，ADHD 患者では 26％ にのぼる[3]．ADHD 児では，健常児と比べてメラトニン分泌開始時刻（Dim-light melatonin onset：DLMO）が遅いことや，DLMO から入眠までの時間が長い[3]．睡眠だけでなく，体温や行動パターン，食事のタイミングなども乱れ，これが不注意や問題行動につながる可能性が指摘されている．

ASD と睡眠の問題

　ASD は社会的コミュニケーションおよび対人相互性反応の障害，興味の限局と常同的・反復的行動を主徴とする発達障害である．ASD に併存しや

すい症状の1つとして睡眠障害があげられ，ASD児では52〜73%の頻度で睡眠障害が合併する．ASD児における睡眠問題の内容は多様であり，入眠困難や中途覚醒，早朝覚醒，総睡眠時間の短縮，頻繁なパラソムニア（睡眠中に歩き回ったり叫んだりするなどの異常行動．睡眠時随伴症ともいう），睡眠－覚醒リズムの異常等がある．睡眠－覚醒リズムの異常はよく認められ，生理学的には夜間のメラトニン分泌の低さや光に対する感受性の異常，メラトニンの分泌あるいは代謝に関連する遺伝子領域の変異などが報告されている[4]．概日リズム形成の問題は，定型発達児の多くは年齢とともに減少するのに対して，ASD児では問題が減少する可能性が低い．

　また，ASDは感覚過敏を伴うことが多いが，これが入眠や睡眠維持を困難にする場合がある[4]．例えば，ASD児は寝具や衣服の違和感や，部屋の温・湿度，家電の光や稼働音，振動などで容易に睡眠の困難をきたすことがある．ASD児の乳児期における睡眠－覚醒リズムの確立がその後の発達や行動に重要であり，リズム障害を早期に矯正することで不適応行動の出現を予防できる可能性が示唆されている[5]．

文　献

1) American Psychiatric Association編，日本精神神経学会ほか監修，高橋三郎，大野裕監訳：DSM－5精神疾患の診断・統計マニュアル．医学書院，2014.
2) Furudate N, Komada Y, Kobayashi M,et al.: Daytime dysfunction in children with restless legs syndrome. J Neurol Sci, 336: 232－236, 2014.
3) Bijlenga D, Vollebregt MA, Kooij JJS, et al.: The role of the circadian system in the etiology and pathophysiology of ADHD? time to redefine ADHD? Atten Defic Hyperact Disord, 11: 5－19, 2019.　doi: 10.1007/s12402-018-0271-z
4) 志村哲祥，高江洲義和：発達障害と睡眠．駒田陽子，井上雄一編，子どもの睡眠ガイドブック：眠りの発達と睡眠障害の理解．pp129－137，朝倉書店，2019.
5) Segawa M, Katoh M, Katoh J,et al.: Early modulation of sleep parameters and its importance in later behavior. Brain Dysfunction, 5: 211－223, 1992.

【駒田陽子】

Que 15 朝食と成績の驚くべき関係とは？

Ans

朝食の摂取習慣と学業成績には相関がある．朝食は，夜間に枯渇した栄養素を補給することで，体内時計をリセットし，身体・頭脳を目覚めさせる．また，朝食の摂取習慣は，生活リズムや家庭環境を反映する指標にもなりやすい．規則正しく，バランスの良い朝食を毎日摂取する生活習慣こそが，高パフォーマンスの鍵である．

朝食習慣と学業成績の相関

　朝食なんて摂らなくても自分のパフォーマンスは変わらない，そう考える人は少なくない．しかし，大規模調査からは，朝食摂取と学業成績の相関が明確にみてとれる．その代表は，「全国学力・学習状況調査」である．学力テストだけでなく，朝食習慣の有無など，生活リズムにかかわるアンケートも同時に実施されている．2019（令和元）年のデータから，「朝食を毎日食べていますか」という質問と学力テストの関係をグラフに表すと図1の通りである．一目でわかるように，小学生でも中学生でも，朝食摂取の頻度が高いグループほど成績が良く，朝食習慣のないグループの成績が最も悪い．科目によることもなく，毎年，同じ傾向が続いている．東北大学の川島隆太教授らの調査研究によると，朝食摂取習慣は「志望大学への入学」，「志望企業への就職」，そして，「就職後の年収」とも相関しているという．子どもの頃の朝食習慣が，そのまま，学校の成績だけにとどまらず，進学先，就職先，そして，年収にまで直結しているのは，日本の高学歴偏重社会の影響もあると思われるが，心身の発達といった根本的な部分にも影響している可能性もある．その観点から注目されるのは，「全国体力・運動能力，運動習慣等調査」である．学力テストと同様に，朝食摂取習慣があるグループほど体力テストの成績も良いという相関が毎年現れる．最近，中国の小中学校でも10万人を超える調査から，朝食摂取と学業成績の相関が報告されているが，認知機

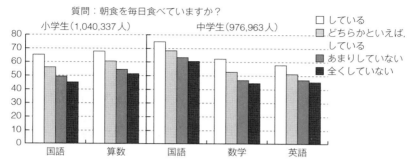

図 1　朝食摂取習慣と学力テストの相関（国立教育政策研究所，2019 より作成）
朝食摂取習慣と学力テストの相関．国立教育政策研究所のホームページに公開されている，「令和元年度全国学力・学習状況調査の結果」より作成した．小学生においても中学生においても，いずれの科目についても，朝食の摂取頻度が高いグループほど平均点が高い．

能の発達に影響しているのではないかと述べられている[1]．成長期に十分な量と質の栄養素を確保することで，健やかな発育につながることは，誰もが納得するところであろう．必要な栄養素をバランスよく摂取するためには，朝食の果たす役割の大きさを認識する必要がある．

朝食による体内時計のリセット

　3 食のうち朝食が特に重要である理由は，近年の時間栄養学の研究から明らかになりつつある．そのエッセンスは，「体内時計をリセットする効果」にある．昔から，ヒトの体内時計は光によってリセットされることが知られてきた．ただしこれは，中枢時計の話である．体内時計は脳に 1 つ存在するわけではなく，全身の細胞 1 つ 1 つにも存在している（末梢時計と呼ぶ）．また，個々の時計には，それぞれの組織に応じた個性や役割がある．それが，オーケストラのように協調的に同期して機能することで，意味のある 24 時間リズムが形成される．ここで，朝の光は中枢時計に朝の合図を入れるのに対し，朝食は末梢時計に朝の合図を入れる．つまり，朝の光と朝食の時間がそろっていないと，頭の時刻と身体の時刻がずれてしまうのである（図 2）．実際，朝食を食べた場合と食べていない場合とで，認知機能の差を比較した研究は数多くあり，総合的な結論として，朝食摂取の有効性が示されてい

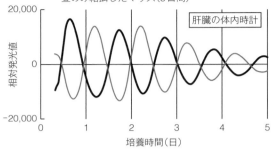

凡例:
━ 自由摂食のマウス（通常）
━ 昼のみ給餌したマウス（5日間）

肝臓の体内時計

夜行性のマウスに，昼間の
給餌をすると，肝臓の時計
は数日で昼行性になる！
ピークの時刻が正反対に
（左図）！

縦軸：相対発光値（-20,000 ～ 20,000）、0
横軸：培養時間（日）（0, 1, 2, 3, 4, 5）

図2　食事による肝臓時計のリセット
自由摂食で飼育したマウスと，昼間に給餌した PER2::LUC マウスから，肝臓の体内時計リズムを
計測すると，5 日間の昼間の給餌で，肝臓時計は完全に昼行性へとひっくり返ってしまう．一方，
頭の時計（中枢時計）は光の制御を受けているため，夜行性のまま変化しない．

る[2]．

　また，朝食による末梢時計のリセットには，栄養バランスも重要である．
摂取カロリーを増やさなくても，炭水化物（糖分）とタンパク質（アミノ酸）
を組み合わせることで，時計のリセット効率はよくなる[3]．カロリーメイト
を製造販売している大塚製薬が実施した研究においても，おにぎりのみ（具
なし：375kcal）の朝食よりも，洋風パン食（食パン，ゆで卵，ハム，サラダ，
ヨーグルト；387kcal），あるいは，カロリーメイト（400kcal）の方が，そ
の後の暗算計算作業の成績や効率を上昇させることが示されている[4]．いう
までもなく，朝食なしのグループは最も成績が悪い．

　もう1つ，朝食の重要な効果として，「やる気」や「イライラ」など精神面
の違いがあげられる．全国の小中学生約1万人を対象とした，2012年に日
本スポーツ振興センター学校安全部が編集した「平成22年度 児童生徒の食
事状況等調査報告書」によると，朝食の摂取習慣と「やる気」には正の相関
があり，反対に，「イライラ」とは負の相関が示されている．さらに，最近
の国内外の疫学調査から，朝食習慣のない人はうつ病のリスクが高いことも
明らかにされている[5]．

朝食さえ食べれば良いのか？

　朝食と学業成績の関係は，何十年も前から世界的に指摘されている．最近のシステマティックレビューにおいても，やはり朝食が学業成績に良い効果をもたらしている結論になっている．そうした事実を踏まえ，学校で朝食を提供する試みが世界中で行われてきた．ただし，その検証において，効果が認められないとする報告も後を絶たない．つまり，朝食さえ摂取すれば成績が上がると早合点してはいけない．上記の通り，朝食を摂取することにより，一時的に身体活動度は高まるが，重要なのは，自然に朝食を摂取できるような生活習慣（体内時計のリズム）が身についているかということである．仮に，夜更かし習慣の学生を無理矢理起こして朝食を食べさせても，おそらく学業成績はすぐに上がらない．それを続けることで夜更かしの習慣がなくなり，朝から自然と朝食を摂りたくなるような朝型の生活リズムになれば効果は期待できる．疫学調査の結果は，相関を示しているが，必ずしも因果関係を示しているわけではないので，そこは要注意である．体内時計の仕組みを考えると，規則正しい朝食習慣を続けること自体に大きな意味があるといえる．

文　献

1）Yao J, Liu Y, Zhou S: Effect of Eating Breakfast on Cognitive Development of Elementary and Middle School Students: An Empirical Study Using Large-Scale Provincial Survey Data. Med Sci Monit, 25: 8843–8853, 2019.　doi: 10.12659/MSM.920459
2）Adolphus K, Lawton CL, Champ CL, et al.: The Effects of Breakfast and Breakfast Composition on Cognition in Children and Adolescents: A Systematic Review. Adv Nutr, 7: 590S–612S, 2016.
3）Oike H, Nagai K, Fukushima, T, et al.: Feeding cues and injected nutrients induce acute expression of multiple clock genes in the mouse liver. PLoS One, 6: e23709, 2011.
4）樋口智子，濱田広一郎，今津屋聡子ほか：朝食欠食および朝食のタイプが体温，疲労感，集中力等の自覚症状および知的作業能力に及ぼす影響．日本臨床栄養学会雑誌，29：35–43，2007.
5）Zhu Z, Cui Y, Gong Q, et al.: Frequency of breakfast consumption is inversely associated with the risk of depressive symptoms among Chinese university students: A cross-sectional study. PLoS One, 14: e0222014, 2019.　doi: 10.1371/journal.pone.0222014

【大池秀明】

Que 16 食事タイミングと肥満・糖尿病の関係とは？

食事のタイミング（時刻，回数，間隔）によって肥満や糖尿病のリスクは変化する．特に，朝食欠食，夜遅い食事，不規則な食事時刻は肥満との関連が強い．たとえ，1日あたりの総摂取カロリーをそろえても，食事タイミングが変われば，体重や血糖値への影響は異なる．

食事タイミングと肥満の相関

　世界各国の多くの疫学調査で，朝食欠食と肥満の相関が示されている．2020年のメタアナリシス（45件の研究報告の総合解析）によると，朝食をあまり食べない人は，食べる人と比較して，およそ1.5倍，肥満の人が多いという[1]．また，約10万人分のデータ解析（6件の研究のメタアナリシス）により，朝食欠食は2型糖尿病リスクとも相関することが示されている[2]．

　朝食欠食と同様に肥満に影響すると指摘されているのが，夜遅い時間の食事である．岡山大学が実施した研究で，40〜54歳の日本人男女8,153人について，夜の食生活を調査したものがある[3]．就寝直前に夕食を食べる，あるいは，夕食後に間食をするという習慣のある人は，肥満のリスクが男性で2倍，女性で3倍ということである．ちなみに，夕食が遅い人たちには，朝食欠食も多くみられており，この2つは重なり合っていると考えた方が良い．一方，早い時間の夕食については，メタボリックシンドローム（メタボ）や生活習慣病のリスクを低減するという研究報告が多い．また，昼食欠食による影響を指摘している研究は少ない[4]．食事のタイミングといくつかの身体指標や病気リスクとの関連をまとめた図がある（**図1**）．この図をみてわかるように，朝食を食べ，夕食を早い時間に終わらせることが健康的な食事パターンのようである．ただし，生活リズムが異なる人々を比較する場合，食事時刻以外の因子（総カロリー，栄養バランス，飲酒，運動習慣等）も異なることから，単純に食事時刻の影響と解釈するのは注意が必要である．実際，

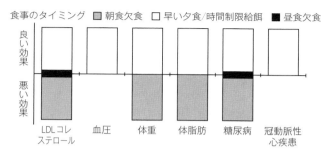

図1　食事のタイミングが身体に与える影響（Paoli et al., 2019[4]）
朝食欠食は，LDL コレステロール（悪玉コレステロール），体重，体脂肪，糖尿病に悪影響を及ぼすのに対し，早い時間帯の夕食（その後は翌朝まで食べない）は，上記に加え，血圧，冠状動脈性心疾患にも良い影響がある．昼食の欠食は，あまり影響しないとされる．

夜型の人は，砂糖や脂質を好むという報告がある．

痩せたいときは夕食を減らす

　ダイエットをしたい人は，食べる時刻をどうしたら良いかという実験もあり，複数の研究から，遅い時間のカロリーを制限した方が，減量効果が大きくなることが示されている．つまり，痩せたければ，朝食を抜くのではなく，夕食を抜く（減らす）方が効果的ということである．これは，体内時計の働きで，1日の早い時間帯では，エネルギーは消費に回る割合が高く，遅い時間帯は蓄積に回る割合が高くなることによる．実際，食後の熱産生量を測ると，夕食後よりも朝食後の方が大きくなる．朝食を摂ることで，熱産生が上がり，エネルギーを消費に回すことで身体活動を活発にしようとする．一方で，余剰エネルギーは脂肪に変換して蓄積するが，この脂肪の合成は夕方から夜間の前半にかけて最も盛んになる．夕食というのは夜間の絶食にそなえてエネルギーを貯蓄する目的が強いため，効率よく脂肪に変換できる仕組みになっているのである．

時間制限給餌はメタボのリスクを下げる

　エネルギー代謝には空腹時間の長さも大きなポイントである．朝食による体内時計のリセット効果は，絶食時間が長いほど有効である．多くの動物試験から，時間制限給餌（餌にアクセスできる時間帯を制限）をすると，体内時計のリズムが整って，メタボ予防に効果的であることが示されている．給

餌の時間帯は，活動期（マウスの場合は夜）が効果的で，寝ている時間帯のみに餌を与えておくと，反対に，太りやすくなる．この活動期の時間制限給餌をすることで，たとえ高脂肪食を与えておいても，太るはずのマウスがほとんど太らない状態になる．最近，ヒトでも同様の知見は増えており，少なくとも，短期間（4〜8週間程度）の時間制限食事試験においては，減量効果や空腹時血糖の低下効果が確認されている．

糖尿病を予防・改善する食事方法

現状では大規模なヒト試験によるエビデンス確立までには至っていないが，小規模試験による有効性データが蓄積されつつある．その中から，注目の研究を2つ紹介する．

1つ目は，11人の肥満者をリクルートし，早い時間帯の制限食事（8〜14時）と通常時間帯の食事（8〜20時）を期間を変えて両方とも実践してもらい，比較解析したものである[5]．埋め込み型グルコースセンサーで，24時間の血糖変動を調べている．図2に示す通り，3食を早めの時間帯に食べることで，血糖の急上昇（血糖スパイク）が抑えられ，夜間はベースラインで落ち着いている．夜間および1日を通しての平均血糖は低下し，変動も少なくなっていることから，糖尿病予防の観点からは，良好な状態であると考えられる．

2つ目は，28人の糖尿病患者をリクルートし，3食法と6食法の比較を行った研究である[6]．糖尿病は血糖を上昇させ過ぎないことが重要であり，食事を小分けにするのが有効である．その観点から1日6食法（カロリーは均等配分）が提示され，一方，3食法は，朝食の炭水化物量を増やし，夕食の摂取カロリーを減らすことで，1日トータルのカロリーは6食法とそろえるが，朝の食事を中心にしたものとなっている．ちなみに，インスリンの効きやすさは朝がよく，夜が悪いことが知られており，糖尿病予防には，夜の血糖上昇を抑制することが効果的である．実験の結果，3食法が有意に体重を減少させ，ヘモグロビンA1$_c$や空腹時血糖などの検査値も改善し，インスリン投与量を減らすことができた．それに加え，空腹感も減少し，さらに，時計遺伝子の発現解析から，体内時計のリズムが有意に高振幅になっていた．単純に分食するよりも，体内時計を意識した食事法にすることで，血糖コントロールを改善しており，まさに，時間栄養学の神髄ともいえる食事法である．

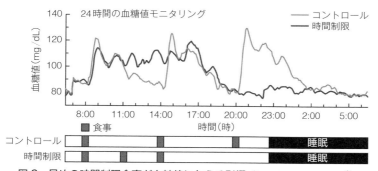

図2　早めの時間制限食事が血糖値に与える影響（Jamshed et al., 2019[5]）
被験者（肥満者）に，通常の食事時間（コントロール；8〜20 時の間に 3 食），および，早い時間
帯の制限食事（時間制限；8〜14 時の間に 3 食）を実施してもらい，埋め込み型センサーで 24 時
間の血糖値推移をモニタリングした．それぞれの条件における代表的な 24 時間の血糖値変動．下
部に食事と睡眠のタイミングを記載．

文　献

1) Ma X, Chen Q, Pu Y, et al.: Skipping breakfast is associated with overweight and obesity: A systematic review and meta-analysis. Obes Res Clin Pract, 14: 1−8, 2020.　doi: 10.1016/j.orcp.2019.12.002

2) Ballon A, Neuenschwander M, Schlesinger S: Breakfast Skipping Is Associated with Increased Risk of Type 2 Diabetes among Adults: A Systematic Review and Meta-Analysis of Prospective Cohort Studies. J Nutr, 149: 106−113, 2019.　doi: 10.1093/jn/nxy194

3) Yoshida J, Eguchi E, Nagaoka K, et al.: Association of night eating habits with metabolic syndrome and its components: a longitudinal study. BMC Public Health, 18: 1366, 2018.

4) Paoli A, Tinsley G, Bianco A, et al.: The Influence of Meal Frequency and Timing on Health in Humans: The Role of Fasting. Nutrients, 11: 719, 2019.　doi: 10.3390/nu11040719

5) Jamshed H, Beyl RA, Della Manna DL, et al.: Early Time-Restricted Feeding Improves 24-Hour Glucose Levels and Affects Markers of the Circadian Clock, Aging, and Autophagy in Humans. Nutrients, 11: 1234, 2019.　doi: 10.3390/nu11061234

6) Jakubowicz D, Landau Z, Tsameret S, et al.: Reduction in Glycated Hemoglobin and Daily Insulin Dose Alongside Circadian Clock Upregulation in Patients With Type 2 Diabetes Consuming a Three-Meal Diet: A Randomized Clinical Trial. Diabetes Care, 42: 2171−2180, 2019.　doi: 10.2337/dc19-1142

【大池秀明】

$\mathcal{Q}ue$ 17 おやつ・セカンドミール効果とは？

Ans

　前に食べた食事が，次の食事の血糖上昇に影響を与えることを，セカンドミール効果と呼ぶ．例えば，朝食に食物繊維を多く摂ると，昼食による血糖上昇がマイルドになる．また，空腹時間が長いと血糖は上昇しやすくなることから，おやつなどの間食を適度にはさむことで，血糖の急上昇を防ぐことができる．

翌朝の血糖値にまで影響する食事

　セカンドミール効果は，グリセミックインデックス（GI）の提唱者として知られるジェンキンス博士が提唱したものである．GI とは，食後血糖の上昇度を示す指数のことで，血糖を上昇させやすい食品ほど GI 値が高く，白米，食パンなど，でんぷん質に富むものが多く含まれる．一方，野菜や食物繊維が豊富な食品などは低 GI に分類されるものが多い．低 GI 食品は，その食事における血糖上昇をマイルドにするだけでなく，その効果がしばらく続く．例えば，グルコース溶液にグアー（グアーガムの原料となる食物繊維の豊富な豆）を混ぜて飲むと，4 時間後に再びグルコース溶液を飲んだ場合の血糖上昇が半分程度まで下がる．あるいは，朝食にレンズ豆を食べると，パン食と比較して血糖値上昇を 3 割程度まで抑制し，さらに，昼食（朝食の4 時間後）のパンを食べた後の血糖値上昇も半分以下にまで抑制する[1]．面白いことに，レンズ豆の朝食によるセカンドミール効果は，パンの朝食を 4時間にわたってゆっくりと食べても同様にみられ，炭水化物の吸収を緩やかにすることで，この効果が得られることがわかる．さらに，前の晩に低 GIの食事を摂った場合，高 GI の食事を摂った場合と比較して，翌朝の食後血糖値上昇が抑制されており[2]，その効果は長いもので半日程度続く．

機能性おやつによる夕食の血糖値抑制

　糖尿病の予防には，血糖を急激に上昇させない食べ方が良いとされる．イ

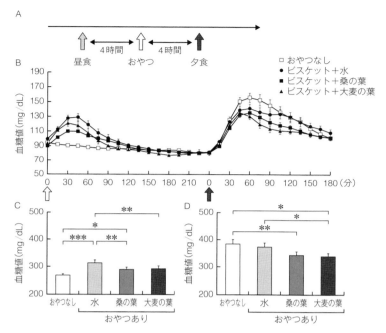

図1　機能性おやつによるセカンドミール効果（Kuwahara et al., 2020[3]）より改変）
18 人の学生に，昼食から 4 時間後におやつを摂取してもらい，その 4 時間後に夕食を摂取してもらう（A）．おやつのビスケットと一緒に，水，桑の葉，大麦の葉飲料を飲んでもらう．血糖値の変化（B），おやつ摂取後 3 時間の累計（C）と夕食後 3 時間の累計（D）．*p＜0.05，**p＜0.01，***p＜0.001．

ンスリンの効きやすさは日周変動しており，夕方の遅い時間になるほど血糖は上昇しやすくなることから，1 日の中では夕食が最も注意すべきポイントである．また，空腹時間が長くなると，やはり血糖が上昇しやすくなることから，夕食の時間が遅い人は効果がプラスされ，血糖上昇のリスクが非常に高くなってしまう．そこで，血糖上昇を抑制する機能性おやつの研究が進んでいる．早稲田大学の研究グループが，18 人の学生を対象に実施した試験が面白いので紹介する[3]）．昼食と夕食の間は 8 時間あり，その中間の 4 時間のところでビスケット（157 kcal）を食べてもらう（図 1A）．その時，ビスケットと一緒に，桑の葉，あるいは大麦の葉を粉末にして水に溶かしたもの

を一緒に飲んでもらっている（対照群は水のみ）．これは，桑や大麦の葉には，血糖上昇を抑制する機能性成分（食物繊維や特殊な糖）が豊富に含まれているからである．結果をみると，ビスケットを食べなかった群は，もちろん直後の血糖上昇はないが，その後の夕食による血糖上昇が最も高くなっている（図1B・C・D）．おやつを食べた3群を見ると，桑の葉，あるいは大麦の葉飲料を飲んだ群は，おやつ自体による血糖上昇が小さくなっているだけでなく（図1B・C），夕食による血糖上昇も有意に抑制されている（図1B・D）．まさに，セカンドミール効果が現れている．

メカニズムはわかっていない？

実は，セカンドミール効果に関する報告は，内容も持続時間も多様であり，メカニズムも不明なものが多い．現状では，複数の因子の関与が想定され，1つは，糖の吸収が穏やかな場合に起こりやすいことから，インスリンの分泌が緩やかになることが関連していると考えられている．また，絶食時間が長くなると，脂肪が分解されて血中の遊離脂肪酸が増加するが，これがインスリンの感受性を悪くする．ここで，遊離脂肪酸の増加が少ないうちに2回目の食事を摂ることで，インスリンが効きやすく，血糖値が下がりやすいという解釈がある．なお，セカンドミール効果には，インスリン抵抗性の糖尿病患者にも効果があるとする報告もあり，必ずしもインスリンの効果のみからでは説明できない現象も含まれている．

分食自体にもある程度の効果がある

血糖上昇が抑制される現象として，シュタウプートラウゴット効果というのが知られている．これは，事前にグルコース投与をしておくと，2回目のグルコース投与による血糖上昇がマイルドになるというものであり，セカンドミール効果の一部はこの現象を含んでいるものと考えられる．これは，1回目の血糖上昇により，肝臓の糖新生が抑制され，血中へのグルコース放出量が減少するのに対し，血中インスリンはこれまで通り分泌・作用することによると考えられている．そのため，健常者においては，同じ食事を2回に分けて分食することで，血糖上昇が分散されるだけでなく，トータルの上昇量も抑制できることになる．

これらを踏まえて，時間栄養学の視点から，夕食が遅くなりがちな人にお

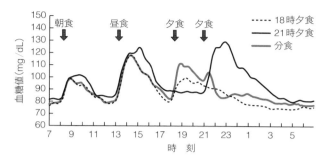

図2　分食による血糖上昇の抑制効果（今井と梶山，2018[4]）より改変）
14人の健常者に，夕食を18時（点線），21時（実線，黒），あるいは分食（実線，グレー）してもらった日の血糖変化．分食（18時にごはん，21時におかず）をしてもらうことにより，21時の大きな血糖上昇が抑制され，その後の夜間の血糖も速やかに下がっている．

すすめの食事法がある．それは，夕方に炭水化物だけ先に食べておくことである．夕食が18時の場合と21時の場合，そして，夕食をこの2点で分食した場合（18時に炭水化物，21時におかず）を比較した研究例を図2に示す[4]．まず，夕食が遅い時刻（21時）になると，血糖値の上昇が大きくなることがわかる．一方で，炭水化物だけ先に18時に食べる分食では，18時に夕飯を済ませた場合とさほど変わらない血糖変動を示している．つまり，食べる総量は同じでも，食べる時刻や食べ方を工夫するだけで血糖変動はかなり調節できるということである．自身の生活スタイルに合わせて，時間栄養学による賢い食事方法をお試しあれ．

文　献
1）Jenkins DJ, Wolever TM, Taylor RH, et al.: Slow release dietary carbohydrate improves second meal tolerance. Am J Clin Nutr, 35: 1339－1346, 1982.
2）Wolever TM, Jenkins DJ, Ocana AM, et al.: Second-meal effect: low-glycemic-index foods eaten at dinner improve subsequent breakfast glycemic response. Am J Clin Nutr, 48: 1041－1047, 1988.
3）Kuwahara M, Kim HK, Ozaki M, et al.: Consumption of Biscuits with a Beverage of Mulberry or Barley Leaves in the Afternoon Prevents Dinner-Induced High, but Not Low, Increases in Blood Glucose among Young Adults. Nutrients, 12: 1580, 2020.　doi: 10.3390/nu12061580
4）今井佐恵子，梶山静夫：食べ方と食べる時間が血糖変動に影響を与える：夕食は2回に分けて食べると糖尿病やメタボリックシンドロームの発症予防が期待できる．化学と生物，56：483－489，2018.

【大池秀明】

Que 18 お菓子や甘いチョコレートは，どうして夜に食べたくなるのか？

 Ans

1 日の中で食欲が高いのは夕方から夜である．特に甘いものなど，快楽や報酬効果を伴う食欲は夜に高く，それは脳内のドーパミン神経の体内時計制御によるものである．一方で，脂肪細胞から分泌されるアディポネクチンは，視床下部の時計を制御することで，摂食の日内リズムを調節し，肥満抑制に働く．

食欲は朝よりも夕方から夜の方が高い

1日の中で一番お腹が空く時間を考えてみると，朝ごはんは1日の中で一番長い絶食を経た最初の食事であり，一番食欲が湧きそうである．しかし，実際は朝の食欲は1日の中でそれほど高くなく，朝食で摂るカロリー量は昼食や夕食に比べると少ない人がほとんどではなかろうか．ヒトで食欲の日内変動を調べた研究では，朝よりも夕方の方が20％程度食欲が高い日内リズムがみられている[1]．この研究では，コンスタントルーチンという光や食事，睡眠等の日内リズムを消失させた環境で測定している．つまり絶食時間や眠気などに関係なく，潜在的な体内時計制御により，夕方から夜に食欲のピークが来ることを示している．

快楽を伴う食欲は夜間に高い

空腹感や満腹感を制御するのは，視床下部にある摂食中枢（DMH，視床下部背内側核）や満腹中枢（VMH，視床下部腹内側核），さらに末梢臓器から情報を受け取る弓状核（ARC）である．空腹シグナルは，血糖値低下などに伴ってグレリンなどの消化管ホルモンが分泌され，弓状核に情報を送ることで摂食を促す．一方で，食欲は空腹とは異なるメカニズムで起きる．スイーツは別腹だから，といった具合にお腹が空いていなくても食べたいという欲求が起こることもあるだろう．スイーツのように，快楽を伴うような食事に対する食欲についても，実は体内時計制御があり，マウスを用いた研究では

Que18　お菓子や甘いチョコレートは，どうして夜に食べたくなるのか？

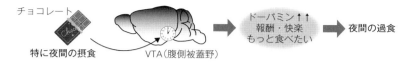

図1　ドーパミン神経の時計制御を介した過食のメカニズム（Koch et al., 2020[2)]より作成）
甘いものを食べると，報酬系を司るVTAのドーパミン神経が活性化し，快楽を伴う報酬が得られる．
このドーパミン神経の活性に体内時計制御があり，特に夜間の甘いもの摂取がシグナルを活性化し，
これが夜間の過食の原因となっている．

夕方から夜にかけて食欲が増すことが明らかになっている[2)]．

快楽を伴う食欲はドーパミンが制御

　研究では，チョコレートと普通の餌を自由に食べれる環境を設定し，普段の摂食量と比較してどれくらい多くチョコレートを食べたか（過食）を調べている．結果，活動期，非活動期ともにチョコレートをより好んで食べるようになるが，特に非活動期に普通餌よりもチョコレートを好むことがわかった．同様の実験を，水と甘いシュークロース水の選択で行った結果でも，寝ている時間によりシュークロース水を好んで飲むことがわかった．この食欲の日内リズムは，時計遺伝子ノックアウトマウスでは消失したことから，何らかの時計制御があると考えられた．さらに論文では，報酬行動に関わるドーパミン神経のある腹側被蓋野（VTA）に着目しており，特に寝ている時間にチョコレートを食べさせると，VTAにおけるドーパミン量が増えることをみつけている（図1）．よって，ドーパミンは薬物中毒などにもかかわることから，非活動期は美味しいものを食べるとより快楽が得られ，甘いものに対する欲求もさらに高まると考えられた．よって，夕方から夜に食欲が増すこと，夜寝る前に甘いものやポテトチップスなどが食べたいと思ってしまうことは，実は体内時計によって制御されているのである．また，夜食症患者が，高カロリーなものを夜間により食べてしまうことも，もしかしたら体内時計による影響かもしれない．

脂肪から分泌されるアディポネクチンにも体内時計制御あり

　摂食を制御するホルモンとして，脂肪細胞から分泌されるアディポネクチンについても体内時計に関する研究が報告されている（図2）[3)]．アディポネクチンは，インスリン感受性を亢進させ，摂食を調節し，メタボリックシ

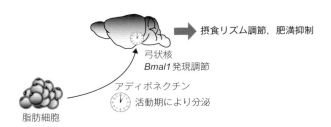

図2　アディポネクチンによる摂食リズム制御（Tsang et al., 2020[3]）より作成）
脂肪細胞から分泌するアディポネクチンは，摂食中枢である弓状核の時計遺伝子発現を制御することで，摂食リズムを作り出し，肥満抑制に働く．

ンドローム予防などを示す善玉ホルモンである[4]．2020年に報告された最新の研究では，このアディポネクチン受容体のノックアウトマウスで摂食リズムが消失すること，また弓状核の時計遺伝子発現リズムが減弱することを示している．また，アディポネクチンが弓状核の時計遺伝子 *Bmal1* の発現を直接調節することで，弓状核の時計，つまり腹時計を調節していることも発見している．高脂肪食を摂取させた肥満モデルマウスでは，視床下部や脂肪細胞における時計遺伝子発現リズムが減弱することが，以前から知られていた[5]．研究では，この肥満モデルマウスに暗期のみアディポネクチンを投与することで，減量に成功している．一方，アディポネクチンを慢性的に投与し，リズムが消失した場合は，減量に失敗していたことから，周期的なアディポネクチンの分泌が重要であると結論付けている．高脂肪食を摂取させた肥満モデルでは，非活動期でも摂食が増えることから，食欲の制御が上手くできないことが知られていた．この研究から，肥満によりアディポネクチンの分泌リズムが乱れ，視床下部の摂食リズムが破綻し，乱れた食事リズムがさらに肥満を悪化させるといった負の連鎖が起きていることがわかる．アディポネクチンは肥満や糖尿病の予防に有効であるが，この研究からアディポネクチンの分泌を促進させるような化合物は，その摂取タイミングも重要であるだろう．

☕ Coffee Break
─朝活は痩せる？コロナ禍の生活リズムと体重変化の関連─

　2020年4〜5月，日本国内では新型コロナウイルスの流行により緊急事態宣言が出され，ステイホーム（外出自粛）が呼びかけられた．お店やレストラン，美術館なども閉まり，学校も休校となった．この社会全体で起きた生活習慣の変化の影響を調べた研究がその後たくさん報告されている．筆者らも食事管理アプリあすけんのユーザーを対象に調査研究を行った[6]．約3万人（7割は女性）の回答が得られた．全体では，平日に睡眠習慣が夜型（遅寝・遅起き）になっていた．これは仕事や学校に通わなくなったことで，早起きしなくてよくなった結果だと考えられた．

　一方で興味深いことに，自粛中に朝型化（早寝・早起き）した人は体重がその間に痩せたと答え，夜型化した人は自粛中に太ったというきれいな相関がみられた．これまで社会的時差ボケや夜型で太りやすいという報告があったが，朝型に変えたことで痩せたという報告はなかった．今回の結果は，朝活がダイエットにも良いという可能性を示している．コロナ禍の活動自粛という国民全体で起きた行動変化がもたらした面白い結果である．

文　献
1) Scheer FAJL, Morris CJ, Shea SA: The internal circadian clock increases hunger and appetite in the evening independent of food intake and other behaviors. Obesity (Silver Spring), 21: 421−423, 2013.
2) Koch CE, Begemann K, Kiehn JT, et al.: Circadian regulation of hedonic appetite in mice by clocks in dopaminergic neurons of the VTA. Nat Commun, 11: 3071, 2020.　doi: 10.1038/s41467-020-16882-6
3) Tsang AH, Koch CE, Kiehn JT, et al.: An adipokine feedback regulating diurnal food intake rhythms in mice. Elife, 9: e55388, 2020.　doi: 10.7554/eLife.55388
4) Suyama S, Maekawa F, Maejima Y, et al.: Glucose level determines excitatory or inhibitory effects of adiponectin on arcuate POMC neuron activity and feeding. Sci Rep, 6: 30796, 2016.
5) Kohsaka A, Laposky AD, Ramsey KM, et al.: High-fat diet disrupts behavioral and molecular circadian rhythms in mice. Cell Metab, 6: 414−421, 2007.
6) Tahara Y, Shinto T, Inoue K, et al.: Changes in sleep phase and body weight of mobile health App users during COVID-19 mild lockdown in Japan. Int J Obes, 45: 2277−2280, 2021.　doi: 10.1038/s41366-021-00890-7

【田原　優】

Que 19 腸内細菌と宿主の体内時計との関係は？

宿主の体内時計に従って，腸内細菌の種類や機能は日周変動している．また，腸内細菌が宿主の体内時計に影響していることも明らかになりつつある．

昼と夜の腸内環境はまったく違う

本書の第1巻とも言える「Q&Aですらすらわかる体内時計健康法」のQ20で解説している通り，ヒトの腸内細菌叢は24時間周期で変動している．これは実験マウスも同様であり，時計遺伝子の変異マウスではこの変動が消失することから，宿主の体内時計に依存していることがわかる．ただし，時間制限給餌をすることで，このリズムが回復することや，昼間の時間制限給餌と夜の時間制限給餌とでは反対のリズムが現れることから，基本的には食事サイクルに駆動されるリズムであると考えられる．また，時差ボケ環境においても腸内細菌のリズムは消失し，肥満を誘発する原因となることが示されている[1]．

近年，腸内細菌の発酵によってつくりだされる短鎖脂肪酸が，宿主のエネルギー代謝や免疫機能に影響を与えていることがわかってきている．マウスの盲腸内の短鎖脂肪酸量を4時間毎に測定したものが**図1**になる[2]．短鎖脂肪酸の量は暗期の前半にピークを持つ日内変動をしていることがわかる．それと呼応するように，盲腸のpHは暗期の前半に低下している．いいかえると，腸内細菌たちも，宿主の体内時計（食事時刻）に依存した24時間の環境サイクルにさらされており，それに合わせた日内リズムで生活している．なお，細菌の増殖サイクルは24時間よりも短いことから，この環境サイクルの中で，増加する時間帯と減少する時間帯が存在し，種ごとに異なる24時間リズムの生活環が形成されていると考えられている．

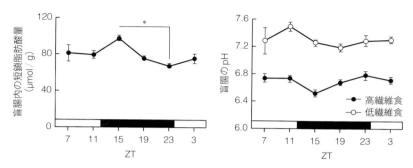

図1　マウス盲腸の短鎖脂肪酸量とpHの日周変動（Tahara et al., 2018[2]）
腸内細菌が産生する短鎖脂肪酸は，暗期の前半に増える．それにより，盲腸内のpHは暗期の前半に低下する．高繊維食の方が，腸内細菌が活発に短鎖脂肪酸を産生するため，pHはより低下する．
*p＜0.05．

短鎖脂肪酸は腸内細菌からの通信物質

　短鎖脂肪酸は，エネルギー源として吸収されるだけでなく，悪玉菌の増殖を抑えたり，宿主の腸を刺激して蠕動運動を活発にしたり，エネルギー代謝や免疫機能の調節にも役立っている．実際，宿主側の短鎖脂肪酸の受容体として GPR41 や GPR43 がみつかっており，短鎖脂肪酸は腸内細菌から宿主への伝達物質であることがわかってきた．さらに最近では，短鎖脂肪酸が末梢時計を調節していることも示唆されている．つまり，短鎖脂肪酸を介して，腸内細菌と宿主の体内時計は相互作用している可能性がある．実際に，腸内での短鎖脂肪酸の産生量を増加させる目的で，セロビオース（酪酸菌の餌になる糖）を摂取させたマウスでは，新しい給餌時刻に対する末梢時計の同調が早くなる[2]．つまり，機能性食物繊維の摂取は，海外旅行による時差ボケ改善（主に末梢時計）にも有効であるかもしれない．

腸内細菌をコントロールする食事

　腸内細菌が宿主の健康に影響するということで，これを食品や医薬品で上手くコントロールしようとする考え方がある．いわゆる，プロバイオティクスやプレバイオティクスである．乳酸菌やビフィズス菌などの生きた菌を補充するのがプロバイオティクスで，その餌となる食物繊維やオリゴ糖を補充するのが，プレバイオティクスである．しかし，腸内細菌叢が24時間周期

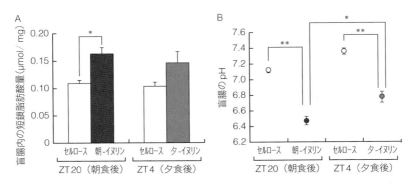

図2　機能性繊維であるイヌリンの摂取時刻による効果の差（Sasaki et al., 2019[3]）
1日2食（朝，夕）モデルにしたマウスに，朝，夕のどちらかにイヌリンを与えた．朝の
イヌリン摂取の方が，短鎖脂肪酸の産生量が多く，盲腸の pH もより低下したことから，
朝摂取の方が効果が高いことがわかる．*p＜0.05，**p＜0.01.

で変動しているのであれば，当然，摂取時刻によって効果が変わってくる可
能性がある．ここで時間栄養学の出番である．

　菊芋やゴボウなどに含まれるイヌリンは，血糖値の上昇抑制効果やインス
リン感受性改善効果が知られており，人気の機能性食物繊維の1つである．
早稲田大学の研究グループは，マウスの食餌を朝・夕の2食（活動期の始め
に食べる方が朝食で，活動期の終わりに食べる方を夕食とする）にして，そ
のどちらにイヌリンを摂取させたら，より効果的なのかを調べた[3]．その結
果，どちらの摂取も，摂取していない群と比較すると盲腸の pH が低下し（短
鎖脂肪酸がたくさんつくられている），腸内細菌叢の変化もみられたが，朝
食摂取で，その効果がより大きくなっていた（**図2**）．また，1日1食モデ
ルにした場合は，朝1食と夕1食の差はほとんどなかったことから，長い絶
食後の食事（朝食）にイヌリンを摂取すると効果が高いという結論に至って
いる．

　プロバイオティクスやプレバイオティクスを目的とした機能性ヨーグルト
やサプリメントは多く出回っている．しかし，朝に食べるべきか，夜に食べ
るべきか，ほとんど情報はない．その効果は摂取時刻によって異なるものが
多いと思われることから，今後の研究を待ちたい．また，便通の改善など自
分なりに判断できる指標もあることから，食べる時刻を変えてみて，自分な

りに効果を検証するのもおすすめである.

☕ **Coffee Break**

アメリカ留学のすすめ？

筆者は10年前，ウィスコンシン大学に研究留学した．ちょうど渡米した時期は，ラボの先輩がCell誌に論文が通りそうだと忙しそうにしており，さすがアメリカ！と興奮したものである．アメリカと日本のラボを比較して，すごいなと感じたところは，①優秀なボスが多い（研究の面で），②研究システムが合理的，③交流が活発，という点であった．ラボの設備としては日本の方が優れているくらいであったが，トータルの研究環境はアメリカが上であると感じた．すべてではないが，アメリカのボスは研究ディスカッションを頻繁にするし，ラボの雑務はラボマネジャーに任せておけばよく，他のラボとも往来が自由で，装置の共有なども融通が利いていた．あと，英語が苦手でも問題なく生活できることもよかった．さらに，自分の時間も自由にマネジメントできるので，留学生向けの英語の授業を取ったり，休暇を取ってアメリカ中を旅行することもできた．日本のアカデミアは優秀だが，やはり狭い世界である．ものごとを考えるベースとなる部分を広げるためにも，留学の機会があれば，是非，おすすめしたい．

文　献

1）Thaiss CA, Zeevi D, Levy M, et al.: Transkingdom control of microbiota diurnal oscillations promotes metabolic homeostasis. Cell, 159: 514−529, 2014.
2）Tahara Y, Yamazaki M, Sukigara H, et al.: Gut Microbiota-Derived Short Chain Fatty Acids Induce Circadian Clock Entrainment in Mouse Peripheral Tissue. Sci Rep, 8: 1395, 2018.
3）Sasaki H, Miyakawa H, Watanabe A, et al.: Mice Microbiota Composition Changes by Inulin Feeding with a Long Fasting Period under a Two-Meals-Per-Day Schedule. Nutrients, 11: 2802, 2019.　doi: 10.3390/nu11112802

【大池秀明】

Que 20 栄養素の効率的な摂取タイミングはいつ？

体内時計の制御により，腸は活動期にあわせて働く．また，空腹時間が長くなると栄養素の吸収力は高まることから，1日の始まりの食事（通常は朝食）は吸収効率が高い．また，不足しがちな栄養素はこまめに摂取することで効率よく利用できる．

タンパク質の摂取時刻と筋肉量の関係

筋肉は合成と分解を繰り返している．運動刺激や栄養補給（特にタンパク質）は合成を促し，反対に，筋肉を使わない状態や栄養不足（空腹時間）は分解を促進する．また，加齢も分解を優位にする要因であり，一般的に，高齢になるほど筋肉量は低下する．高齢期の筋力低下はサルコペニアと呼ばれ，予防の重要性が指摘されている．定期的な運動と適切な栄養摂取が効果的であり，実際，タンパク質摂取量と高齢者の筋肉維持量には相関がある[1]．しかしながら，高齢になると食が細くなり，また，消化や吸収の能力も低下することから，摂取タイミングの工夫がポイントになる．1日あたりの総摂取量が同じでも，朝・昼・夕と偏りのある摂取方法（通常は夕食のタンパク質量が多い）と，3食で平均的に摂取した場合とでは，平均的な摂取方法が筋肉の維持に効果的であることがわかっている．つまり，こまめにタンパク質を補給し続けるのが良い．これは，若い世代でも同様であると考えられ，日本人の若い世代を対象とした調査においても，朝食欠食は筋肉量と逆相関することが報告されている（図1）[2]．

魚油の摂取は朝が効果的

魚の脂肪はDHA（ドコサヘキサエン酸）に代表される$\omega-3$（オメガスリー）と呼ばれる不飽和脂肪酸が豊富であり，中性脂肪を減らす効果や，認知機能をサポートする効果，うつを予防する効果などが報告されている．マウスに，中性脂肪が増加しやすい高果糖食を与え，その際，朝食，あるいは，

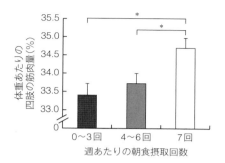

図1　朝食の摂取回数と筋肉量の関係（Yasuda et al., 2018[2]）より改変）
健康な若い男女 270 名（男性 152 名，女性 118 名）の週当たりの食事回数と筋肉量の関係．朝食の摂取頻度と筋肉量は相関しており，朝食欠食は筋肉量低下のリスク因子となっている．*p＜0.05.

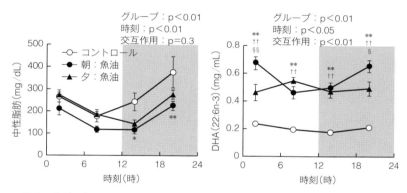

図2　魚油の摂取時刻と血中の中性脂肪，DHA 濃度の関係（Oishi et al., 2018[3]）
マウスに，中性脂肪が上がりやすい高果糖食を与え，同時に，朝食もしくは夕食に魚油を摂取させた．2 週間後，魚油を摂取していないコントロール群と比較して，朝の魚油摂取は血中中性脂肪濃度が有意に低下している．また，血中の DHA 濃度は，朝摂取群も夕摂取群も，コントロール群と比較すると有意に上昇するが，朝摂取群の方がトータルでの濃度が高くなっている．図の上は 2way ANOVA による統計処理の結果．コントロール群と朝摂取群（*p＜0.05, **p＜0.01），コントロール群と夕摂取群（†p＜0.05, ††p＜0.01），朝摂取群と夕摂取群（§p＜0.05, §§p＜0.01）を示す．

夕食のどちらかで同じ量の魚油を摂取させた研究がある．その結果，朝食で魚油を摂取させたグループの方が，中性脂肪やコレステロールの低下作用が強く現れ，血中 DHA 濃度も高くなっていた（**図2**）[3]．どちらで摂取しても，効果としては現れているが，同じ量で，より効果を高めるためには，朝食で

の摂取が有効ということである．その後のヒト試験においても，朝食時の摂取によって中性脂肪低減効果が高まることが確認されている．伝統的な日本の朝食には焼魚が欠かせないが，魚油の機能性効果を高めるという観点からは理にかなっている．現代風にアレンジすると，朝食にツナサンドや，魚肉ソーセージというのが，お手軽である．

生活習慣病を予防するための栄養素の時間バランス

好きなものを，好きなだけ，好きな時間に食べていると，おそらく，ほとんどの人は肥満，糖尿病，高血圧等の生活習慣病になってしまう．そこで，時間栄養学の視点を取り入れ，食べる時刻を工夫するだけでも，これがかなり予防できる可能性がある．まだまだエビデンスは少ないが，動物試験の結果も踏まえて，現段階で考えられる最善策を記す．

（1）朝

朝食には炭水化物とタンパク質（例えば，卵，ハム，納豆，牛乳，ツナ缶などが手軽）を摂る．これにより，体内時計を目覚めさせ，エネルギー代謝を高めてパフォーマンスが向上する．やる気や記憶力アップなど脳機能にも効果がある．タンパク質の摂取には，筋肉の分解を止める役割もある．また，魚油やビタミン，ミネラルなどの貴重な栄養素も，吸収の高い朝に補給したい．さらに，セカンドミール効果を期待してサラダや果物，乳製品の摂取も良い．手軽さとのバランスを考えると，ツナサンドと果物，あるいは，納豆ご飯とかまぼこなどは，おすすめの朝食である．食欲がある人は多めに食べても問題ないので，ヨーグルトやバナナなどをプラスすると良い．また，ゴマの機能性成分であるセサミンには悪玉コレステロールを抑える作用が知られているが，最近，ラットの試験により朝食での摂取が夕食での摂取よりも効果的であることが示された[4]．コレステロール値が気になる人は，朝に魚油やセサミンなど，コレステロール対策食品を摂るのもおすすめ．

（2）昼

昼食は3食の中で最も自由度を高めて好きなものを食べられる．脂質，糖分，塩分が多いもの（揚げ物，背脂ラーメン，ケーキ）などは，15時あたりまでに食べるのが良い．また，カフェインを多く含む飲み物は，午前中から昼過ぎくらいまでの摂取は推奨だが，夕方以降の摂取は睡眠を妨げる効果と

体内時計を遅らせる効果があるので避けるべきである．血糖値が気になる人は，セカンドミール効果が期待される低GIおやつも良い．

（3）夕

夕食は1日の活動で消費したエネルギー（炭水化物）を補充し，かつ，身体の修復に必要な栄養素（タンパク質，ビタミン，ミネラル）を摂取したい．朝，昼に食べた食材とは異なるものを食べることにより，栄養バランスがよくなる．夕食が遅くなる人は，炭水化物だけ早めに食べ，帰ってきてからおかずや副菜を食べることで，血糖コントロールがよくなる（**Que17** 参照）．また，高血圧による心疾患リスクは，日中よりも，夜間の血圧が下がらないことが問題になる場合が多いことから，高血圧が気になる人は，夕方以降の塩分を控えたり，ナトリウムの排出を促すカリウムを多めに摂取する，あるいは，高血圧対策の機能性食品の利用も手である．眠りに不安のある人は，睡眠の質を良くする機能性食品を有効活用するのも良い．ただし，昼間の(屋外)活動量を増やすことで，エネルギー代謝，血圧，睡眠の改善などは期待できるので，食品の効果だけに頼りすぎないことも重要である．

文　献

1）Kim HK, Chijiki H, Fukazawa M, et al.: Supplementation of protein at breakfast rather than at dinner and lunch is effective on skeletal muscle mass in older adults. Front Nutr, 8: 797004, 2021.
2）Yasuda J, Asako M, Arimitsu T, et al.: Skipping breakfast is associated with lower fat-free mass in healthy young subjects: a cross-sectional study. Nutr Res, 60: 26－32, 2018.
3）Oishi K, Konishi T, Hashimoto C, et al.: Dietary fish oil differentially ameliorates high-fructose diet-induced hepatic steatosis and hyperlipidemia in mice depending on time of feeding. J Nutr Biochem, 52: 45－53, 2018.
4）Tateishi N, Morita S, Yamazaki I, et al.: Administration timing and duration-dependent effects of sesamin isomers on lipid metabolism in rats. Chronobiol Int, 37: 493－509, 2020.　doi: 10.1080/07420528.2019.1700998

【大池秀明】

Que 21 体内時計に効く時間栄養学的 機能性食品成分は？

Ans

摂取時刻に依存して吸収や機能性の効率が変わる食品がある一方で，体内時計を変化させるように作用する食品もある．また，睡眠に影響する食品も知られてきていることから，これらの食品を有効に活用することで，乱れがちな生活リズムを改善させることができるかもしれない．

体内時計を調節する食品成分

体内時計に働きかける食品成分が存在する．多くは，培養細胞での知見であるが，動物試験やヒト試験で効果が確認されているものもある．例えば，カフェインは，培養細胞の時計周期長を伸長させ，位相をシフトさせ，マウスに摂取させると，やはり，同様の現象が引き起こされる（図1A）[1]．ヒトにおいても，夕方のメラトニン分泌開始時刻を遅延させる効果が確認されている．体内時計に対してカフェインと反対の作用を示すのが，シナモンに含まれるケイヒ酸である[2]．ケイヒ酸は，培養神経細胞において時計周期長を短縮し，マウスに継続投与すると，やはり，活動リズムの周期が短縮する（図1B）．

筆者はこれまでに，カフェイン，レスベラトロール，ケルセチンなどの時計位相シフトや周期長延長作用を明らかにしてきた[3]．そして最近，トリテルペン類の化合物にも，強い体内時計調節作用を見出した．例えば，バナバの葉に含まれるコロソリン酸という化合物は，インスリンに似た血糖上昇抑制作用があるが，この化合物を培養細胞に添加すると，インスリンのように末梢時計の位相を前進させたり，後退させたりすることができる[4]．また，ウリ科植物の苦味成分であるククルビタシン（※摂取量が多いと嘔吐を引き起こす）は，100nMという低濃度でも体内時計の位相調節作用を示す（図2A）．また，中国の伝統医学で雷公藤（らいこうとう）と呼ばれるリウマチ治療薬の成分に，セラストロールというトリテルペンが含まれているが，この成分も培養細胞の体内時計位相を変化させる．さらに，周期長の短縮効果

88

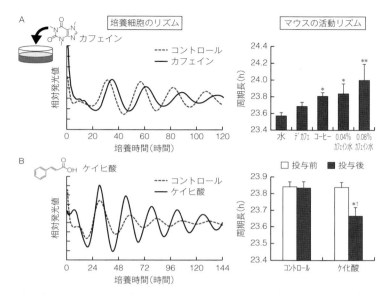

図1　食品成分による概日リズム周期長の調節（Oike et al., 2011[1]；Oishi et al., 2017[2]より改変）
培養細胞にカフェインを添加すると，概日リズム（Per2-luc）の周期長が伸長し，反対に，ケイヒ酸を投与すると周期長は短縮する（図A・Bそれぞれ左側）．また，それと同様に，マウスにカフェイン溶液やコーヒーを飲用させ，恒暗条件で活動リズムを計測すると，周期長が伸長し，反対に，ケイヒ酸を投与すると，活動周期長が短縮する（図A・Bそれぞれ右側）．図A：*p＜0.05，**p＜0.01，図B：*p＜0.01（ケイヒ酸の投与前後での比較），†p＜0.05（コントロールとケイヒ酸の投与比較）．

や，時計遺伝子 *Per2* の発現を増加させる効果もある（**図2B**）．これらの化合物には，個々の細胞の時計をリセットして同調させる作用があり，培養皿内の細胞の時計がバラバラの脱同調した状態に添加すると，見事に同調させて，概日リズムを誘導することができる（**図2C**）．生活習慣が乱れていると，体内の個々の時計が脱同調しやすいことから，このような成分によって体内時計のリセット（同調）を補助できる可能性がある．

睡眠を改善する食品成分

　睡眠の質を向上させる機能性表示食品が多数販売されている．関与成分は多岐にわたるが，もっとも多いのはアミノ酸類である（テアニン，セリン，オルニチン，グリシン，GABA（γアミノ酪酸）等）．動物試験から，グリシンの作用は中枢時計を介した体温低下によることが明らかにされている[5]．ま

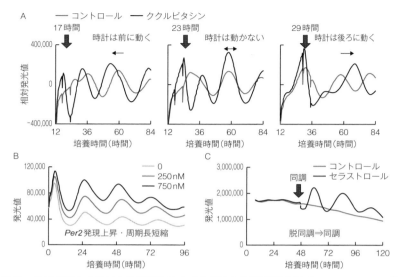

図2　食品や漢方成分による培養細胞のさまざまな時計調節の例 (Suzuki et al., 2021[4])
A：ウリ科植物に含まれるククルビタシン B（100 nM）による U2OS 細胞の体内時計の位相調節の例．添加時刻（グラフ上部に下向き矢印で示してある）に応じて，時計（PER2−luc）を前に動かしたり，後ろに動かしたりできる．B：セラストロールによる 3T3 細胞の時計遺伝子 *Per2* の発現増強と周期長短縮作用の例．添加濃度に応じて，Per2−luc の発光値が上昇し，周期長が短縮している．C：セラストロールによる U2OS 細胞の概日リズム同調（リセット）の例．個々の細胞の時計が脱同調した状態でセラストロール（500 nM）を添加すると，時計が同調して PER2−luc の概日発光リズムが顕在化する．

た，オルニチンについても，ヒト試験で夕方のメラトニン分泌開始時刻を遅延させることから，中枢時計に作用することが示唆される[6]．さらに，セリンに関しても，マウスとヒト試験の両方において，光による体内時計の位相シフトを増強することから，やはり，中枢時計に影響している可能性がある．また，トリプトファンは，セロトニンやメラトニンの原料物質となるアミノ酸であり，やはり，睡眠への効果が報告されている．メラトニンは体内で合成されるホルモンであり，ヒトでは睡眠を促し，体内時計を調節する作用もある．日本では医薬品成分として指定されていることから，食品としての販売は禁止されているが，海外ではサプリメントとして入手できる国もある．同様に，夜間に搾乳した牛乳はメラトニンを多く含むことから，睡眠を促す食品として商品化された例もある．また，メラトニンは植物や微生物にも存

在しており，睡眠を補助する食品としての利用・開発が進んでいる国もある．

時差ボケを早く治すには？

海外に行くと，体内時計と現地の時刻が一致せず，時差ボケが発生する．時差ボケを即時に解消するのは難しいが，光のコントロール，食事時刻の調節，運動，メラトニンの服用などによって早く治すことは可能である（最近では，これらのタイミングをサポートするアプリもある）．体内時計を調節する食品成分を活用し，現状で考えられる，時間栄養学的，時差ボケ対策を以下に記す．

・可能であれば，出発の2〜3日前から，現地時刻に合わせて食事スケジュールを調整する．
・現地についた後，朝食は抜かない．血糖値をしっかりと上げる炭水化物とタンパク質を摂る．朝はコーヒー（カフェイン）を飲む．
・腸内環境を整えるために，朝・昼を中心にプロバイオティクスやプレバイオティクスを摂る．
・コーヒーは朝から昼過ぎまでは推奨，それ以降は飲まない．
・夕飯は軽めにして，寝る前は睡眠を促す機能性食品を活用する．
・消化器系の体内時計のずれは胃もたれを引き起こすので，消化の悪いものは避ける．
・夜は眠れなくても夜食は食べない．

文　献
1）Oike H, Kobori M, Suzuki T, et al.: Caffeine lengthens circadian rhythms in mice. Biochem Biophys Res Commun, 410: 654–658, 2011.
2）Oishi K, Yamamoto S, Oike H, et al.: Cinnamic acid shortens the period of the circadian clock in mice. Biochem Biophys Rep, 9: 232–237, 2017.
3）Oike H: Modulation of circadian clocks by nutrients and food factors. Biosci Biotechnol Biochem, 81: 863–870, 2017.
4）Suzuki C, Fukumitsu S, Oike H: Modulation of cellular circadian clocks by triterpenoids. Phytochemistry, 181: 112539, 2021. DOI: 10.1016/j.phytochem.2020.112539
5）Kawai N, Sakai N, Okuro M, et al.: The sleep-promoting and hypothermic effects of glycine are mediated by NMDA receptors in the suprachiasmatic nucleus. Neuropsychopharmacology, 40: 1405–1416, 2015.
6）Fukuda T, Haraguchi A, Takahashi M, et al.: A randomized, double-blind and placebo-controlled crossover trial on the effect of l-ornithine ingestion on the human circadian clock. Chronobiol Int, 35: 1445–1455, 2018.

【大池秀明】

Que 22　体内時計の老化とは？

体内時計の老化は，さまざまな生理機能の老化とかかわっている．特に中枢時計の老化が神経系，内分泌系の老化を引き起こし，さまざまな器官系に影響を与える．

老年期に認められる日内リズムの変化

日内（概日）リズムは思春期，成人期を通して強固であるが，老年期になると変化する．睡眠−覚醒リズムで顕著に表れるように，高齢者は，夜中に目が醒める「中途覚醒」や朝早く目が醒めてしまう「早朝覚醒」をよく訴えるようになり，ホルモン分泌リズムの振幅なども低下する．これが概日リズムの「老化」である．老化が起きる原因について，これまでげっ歯類を用いた多くの研究がなされてきた．原因がわかれば，それに対する薬や対処法が見いだされ，健康寿命の延伸が期待できる．

げっ歯類の活動リズムの老化

実験動物であるマウスを恒常暗条件におくと，その動物自身が持っている体内時計の周期でリズムを継続する．このような環境でも，若齢マウスは，非常にメリハリのある顕著な活動リズムが認められる．しかし，老齢マウスでは活動量が減り，活動リズムの断片化（寝たり起きたりを繰り返す）が起こる．すなわち，概日リズムのメリハリが無くなる．また，リズム周期が変化することも知られており，マウスでは周期が長くなり，ラットでは短くなるなど，周期の長短に種差が認められる（図1）[1]．

概日リズムの老化の原因は脳内の中枢時計にあり

1990年代より多くの研究者が，概日リズムの老化の原因は，哺乳類の体内時計の中枢である脳・視床下部・視交叉上核にあると考えた．げっ歯類の視交叉上核を脳から取り出し，その神経活動を記録する方法では，老齢の視交叉上核の神経活動のリズムの振幅は，若齢のものと比べ顕著に低下するこ

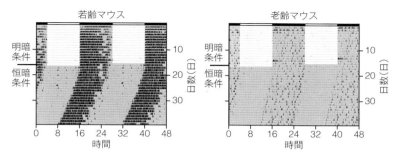

図1　マウスの輪回し活動リズムに対する加齢の影響　（Nakamura et al., 2016[1]）より改変）
マウスの輪回し活動のダブルプロットアクトグラム．老齢マウス（右図）では活動量が減り，活動リズムの断片化，周期の延長が起こる．

とが認められた．しかしながら，この老化現象が視交叉上核を脳から取り出していない状態でも起こっているのかは，長い間明らかになっていなかった．そこで筆者らは，行動をしている状態のマウスの視交叉上核における神経活動リズムの記録に挑戦し，老齢マウスの視交叉上核の神経活動リズム振幅の低下は生体内でも認められることを明らかにした（**図2**）[2]．すなわち，加齢により中枢時計が正しくリズムを刻めなくなることによって，活動リズムのメリハリの低下が引き起こされていることが考えられる．

老化した中枢時計では細胞がバラバラに時を刻んでいる

「時計遺伝子」は，全身のほぼすべての細胞に存在し，体内時計として機能して概日リズムを生み出している．先の研究成果は，視交叉上核の機能低下を示す重要なものであったが，視交叉上核内にある神経細胞の1つひとつが加齢の影響を受けているのかは，わからないままであった．そこで筆者らは，高感度CCDカメラを用い，微弱な化学発光を高解像で長期間記録するシステムを作り，視交叉上核における時計遺伝子のリズムを細胞1個ずつのレベルで観察した．その結果，老齢マウスの視交叉上核細胞では，細胞1つひとつのリズムは若齢のものとほとんど変わらないが，視交叉上核全体でみると細胞ごとに示す時刻がバラバラで，リズムが同期していないことが示された[3]．この結果は，中枢時計内の細胞同士の神経連絡が，加齢により低下していることを示唆するものである．

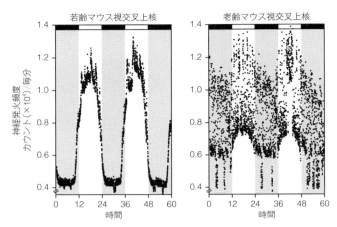

図2 自由行動下マウスの視交叉上核における神経活動リズムに対する加齢の影響
(Nakamura et al., 2011[2]) より改変)
マウスの脳内に常置電極を植え込み，自由行動下で視交叉上核の神経活動を記録した．若齢の視交叉上核（左図）では，明期に高く，暗期に低い明白なリズムを刻むが，老齢の視交叉上核（右図）では不明瞭なリズムが継続する．上部の黒いバーと灰色の網掛けは暗期を表す．

メリハリのない光環境が加齢を加速させる

　視交叉上核の細胞における加齢変化は，12時間明期：12時間暗期という通常の飼育環境で飼育したマウスでは小さく，一日中真っ暗な状態で飼育したマウスでは，より大きな変化として観察された．つまり恒常暗条件で飼育したマウスの中枢時計の方が「老化しやすい」ということである．これらのことは，メリハリのない光環境が中枢時計の老化をより加速させ，適切な光環境が中枢時計機能の加齢変化を抑えることを示している[3]．また，末梢組織において加齢による交感神経系機能の低下が確認されており，加齢動物の末梢時計の同調低下が引き起こされていると考えられる[4]．

体内時計のアンチエイジング

　概日リズムを同調させる最も強力な因子は「光」であることは，前述のQue4で理解いただけたであろう．昼間の光は私たちの中枢時計を昼だと認識させる．一方，夜間の強い光は中枢時計を昼だと誤認させてしまう．ヒトでも，メリハリのある光環境を整えることによる睡眠改善効果はよく知られている．これまでの多くの知見から，中途覚醒や早朝覚醒などの加齢による

睡眠の質や量の低下は，光環境のメリハリ（昼間はより明るく，夜間は暗く）
を意識し中枢時計を整えることにより，ある程度改善すると考えられる．

☕ Coffee Break

In vivo マルチユニット記録

　現在の神経科学の実験手法は多岐にわたる．ホタル発光ルシフェラーゼなど
を用いた発光イメージング，Brainbow と呼ばれるさまざまな波長の蛍光を用
いた蛍光イメージングなど，さまざまな方法で脳の形態や活動を可視化する方
法が取られている．また，Miniscope と呼ばれる小さな蛍光顕微鏡をマウスの
頭部に載せ，蛍光を用いた in vivo（生体内）イメージングなども行われている．

　神経活動は Fura2 などの蛍光プローブを用いた Ca^{2+} イメージングで観察す
ることもできるが，最も本質的で正確な方法は，神経細胞に電極を挿入し活動
電位（＝神経細胞の興奮を示す電位変化）を測定することにある．いわゆる電気
生理学実験である．細胞外記録であればガラス電極や金属の電極の先端を尖ら
せ細胞に触れさせると活動電位が記録できる．電極の先端の細さなどで抵抗値
を変え，シングルユニット，マルチユニット等のさまざまな単位での記録が可
能である．筆者は，in vivo でマルチユニット記録を得意としている．in vivo
マルチユニット記録自体はあまり難しいことではないが，脳の一番下にある視
交叉上核に電極を挿入し記録することはかなりの熟練が必要となる．この方法
を用いる実験を行える研究者は多くなく，世界を見渡しても恒常的にこの方法
で視交叉上核の長期記録を行えるのは数研究室しかない．

文　献

1 ）Nakamura TJ, Takasu NN, Nakamura W: The suprachiasmatic nucleus: age-related decline in biological rhythms. J Physiol Sci, 66: 367 – 374, 2016.　doi: 10.1007/s12576-016-0439-2
2 ）Nakamura TJ, Nakamura W, Yamazaki S, et al.: Age-related decline in circadian output. J Neurosci, 31: 10201 – 10205, 2011.
3 ）Nakamura TJ, Nakamura W, Tokuda IT, et al.: Age-Related Changes in the Circadian System Unmasked by Constant Conditions. eNeuro, 2: ENEURO.0064 – 15.2015, 2015.
4 ）Tahara Y, Takatsu Y, Shiraishi T, et al.: Age-related circadian disorganization caused by sympathetic dysfunction in peripheral clock regulation. NPJ Aging Mech Dis, 3: 16030, 2017.

【中村孝博】

Que 23　時間栄養学でアンチエイジング？

Ans

　体内時計は老化と深く関連している．時間栄養学を利用して，エネルギー代謝や免疫リズムを整えることで，活力のある若々しい状態を保つことができる．また，長期的には生活習慣病やがんを予防することにつながり，実験動物では寿命の伸長効果も確認されている．

寿命を延ばす食事

　人類にとって不老不死は昔からの憧れである．不死はともかく，老化を確実に遅らせる方法なら栄養学者は皆知っている．それは"カロリー制限"である．動物実験では，酵母から哺乳類まで種を越えて効果が確認されており，寿命が30年を超えるアカゲザルでも証明されたことから，おそらくヒトでも有効であろうと考えられている．ここでは，最近実施されたマウスの試験を紹介したい[1]．この研究では食餌として，NIAダイエット，WISダイエットという2種類を使用しているが，これは，アカゲザルのカロリー制限実験が背景になっている（NIAは米国立老化研究所，WISはウィスコンシン大学のこと）．この2機関によるサルの研究結果が出た当初，結論が異なっており，その後の検証から，餌の違いがクローズアップされた．NIAは，栄養バランスがよく繊維分も豊富な餌を使い，一方，WISは，砂糖が多く，ジャンクフードに近い餌を使用していた．最終的には，どちらの餌でもカロリー制限をするとサルの健康寿命は延びたという結論になったが，マウスの試験では，それぞれを模倣した2種類の餌が準備された．この2種類の餌について，①自由摂食，②1日1食（実質は13時間程度の時間制限給餌），③1日1食で30％カロリーOFF，の3種類の食事法について，成長期過ぎから開始し，寿命を比較した（図1A）．すると，どちらの餌でも同様に，③のカロリー制限群で最も寿命が延び，②の時間制限給餌群でその半分程度の寿命伸長効果がえられた（図1B）．つまり，寿命を延ばすには，餌のちょっとした栄

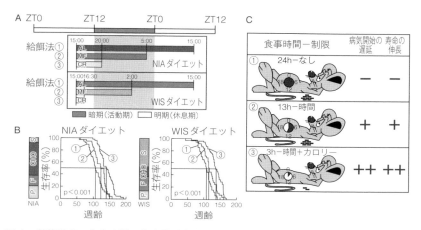

図1　栄養組成，食事時間，食事量が寿命におよぼす影響（Mitchell et al., 2019[1]）より改変）
マウスに2種類の異なる栄養組成の餌（NIAダイエットとWISダイエット）を，次の3種類の給
餌方法で飼育し，寿命を比較した．①自由摂食（AL），②時間制限（MF），③カロリー制限（CR）．
A：1日における典型的な食事時刻のパターン．B：餌の栄養組成と，それぞれの生存曲線．S（砂糖），
CHO（炭水化物），F（脂肪），P（タンパク質）．C：結果のまとめ．いずれの餌についても，結果は同様で，
カロリー制限をすることによって，病気になる年齢が遅延し，寿命が伸長する．また，時間を制限
することによって，その半分程度の効果が得られる．

養バランスよりも，"食べる量"と"食べる時間"が影響したことを意味し
ている（図1C）．

時間栄養学なら高脂肪食でもアンチエイジング

　時間を制限して食べるという方法は，エネルギー代謝の日周リズムを整え
ることから，リズムを乱すような食生活に対しても打ち消すような効果があ
る．たとえば，マウスの飼育室の電灯を，週2回6時間ずつずらして時差ボ
ケ環境を作ると，エネルギー代謝リズムが乱れてマウスは肥満になる．こ
こで12時間の制限給餌により食事リズムを固定しておくと肥満は抑制され
る[2]．同様に，高脂肪食は体内時計を減弱させる食事であり，マウスに自由
給餌しておくと，エネルギー代謝のリズム（振幅）が浅くなって肥満になる．
ここで，高脂肪食を活動期の12時間に制限して与えると，リズムの振幅が
回復し，体重の増加は大幅に抑えられ，血液検査もほぼ正常値になる[3]．

　筆者らも，つい最近，老化促進マウスであるSAMP8（通常マウスの倍く
らいの速さで老化が進む）に，高脂肪食と通常食の2種類について，時間制

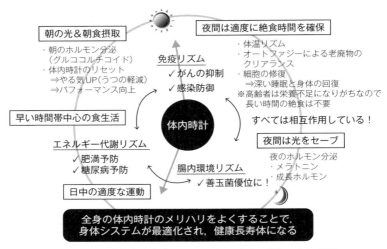

図2 時間栄養学を意識したアンチエイジング法のまとめ図

限給餌と自由摂食の2条件（合計4群）で1年以上飼育し，老化への影響を調べた[4]．予想通り，時間制限給餌によって筋力や神経の老化が遅延された．さらに意外なことに，このマウス系統では，高脂肪食自体も老化遅延に貢献しており，聴覚や皮膚の老化を遅延させた．結果的に，高脂肪を時間制限給餌させた群が4群の中で最も老化が遅延される結果となった．

日内リズムのメリハリと協調が鍵

活動時間帯（ヒトの場合は，朝から夕方まで）に食事を制限することは，アンチエイジングの有効な方法であり，高脂肪食や高砂糖食によるメタボを抑制することもできる．また，カロリー制限と時間制限給餌を比較した研究から，定期的な絶食時間を確保することで，がんの発生が抑制されることも明らかになっており，これらの給餌法がマウスの寿命伸長の一因になっている．光の時間に合わせて規則正しく食事時間を制限することで，エネルギー代謝リズム，免疫リズム，腸内環境リズムなどが整えられ，活動と休息，防衛と修復など，昼夜の時間的分業が効率よく進むようになる（**図2**）．交感神経／副交感神経の役割が昼夜でしっかりと切り替えられ，体温リズム，血圧リズム，ホルモンの分泌リズムなどが正常化し，昼間の高いパフォーマン

スと夜間の深い睡眠・休息が可能になる．また，絶食時間にはオートファジーの誘導による物質循環の促進（老廃物のクリアランス）もあり，細胞レベルでアンチエイジングが進む．全身に存在する個々の細胞の体内時計リズムを深くし，かつ，それぞれのリズムを協調させることで，身体システムは最適化され，アンチエイジングの好循環が生み出されるのである．

☕ Coffee Break
機能性食品開発の未来予想図？

　みなさんは，将来の食品はどうなっているか想像したことはあるだろうか．あるいは，どうなっていて欲しいだろうか．科学的に機能性のみを追求すると，手軽に必要な栄養素のみを補給できれば良いと考えがちである．とくに理系研究者は，ドラゴンボールの仙豆みたいなものが開発できたらすごい！となる．しかし，昔の宇宙食は，練り歯磨きのような形状で，宇宙飛行士たちの評判はすこぶる悪かったという話である．そう考えると，栄養や機能性というものは，食の中においてはスター選手でなく，サブの位置づけだと思う．最近ではサプリメントも定着しつつあるが，やはり，食事の代替にはならない．味，香り，食感，見た目，温度，マリアージュ，食卓の雰囲気，こういったスター選手の影で「実は身体にも良い」という縁の下の力持ち的な機能性食品が，個人的には理想的ではないかと考える．美味しいものを食べていると，自然に必要な機能性が補給されている．それが筆者が考える未来の機能性食品である．

文　献

1）Mitchell SJ, Bernier M, Mattison JA, et al.: Daily Fasting Improves Health and Survival in Male Mice Independent of Diet Composition and Calories. Cell Metab,29: 221－228.e3, 2019.　doi: 10.1016/j.cmet.2018.08.011
2）Oike H, Sakurai M, Ippoushi K, et al.: Time-fixed feeding prevents obesity induced by chronic advances of light/dark cycles in mouse models of jet-lag/shift work. Biochem Biophys Res Commun, 465: 556－561, 2015.
3）Chaix A, Zarrinpar A, Miu P, et al.: Time-restricted feeding is a preventative and therapeutic intervention against diverse nutritional challenges. Cell Metab, 20: 991－1005, 2014.
4）Oike H, Ogawa Y, Azami K: Long-Term Feeding of a High-Fat Diet Ameliorated Age-Related Phenotypes in SAMP8 Mice. Nutrients, 12: 1416, 2020.　doi: 10.3390/nu12051416

【大池秀明】

Que 24 老化，サルコペニア予防の運動タイミングとは？

高齢化が進み，高齢者の筋力低下（サルコペニア），虚弱（フレイル）が問題となっている．筋肉の分解を抑えるためには，夕方よりも朝に運動することで，筋萎縮に関わる遺伝子の発現を抑え，筋萎縮を予防することができる．一方で，高血圧の予防には朝よりも夕方の運動が効果的である．

健康寿命延伸に向けたサルコペニア，フレイル予防

　加齢に伴う筋力の低下をサルコペニアと呼ぶ．一方で，加齢に伴う機能低下，虚弱をフレイル（Frailty）と呼ぶ．フレイルには，筋力低下ももちろんだが，その他，移動能力，バランス，認知機能，栄養状態などさまざまな日常機能の低下を含む．平成30年度の国民健康・栄養調査では，65歳以上の高齢者のうち，BMIが20以下の人を「低栄養傾向にある高齢者」と定義しており，男性では10％，女性では20％の高齢者がこの基準に当てはまっていた．高齢者に対しフレイルの理解を促すことで，栄養摂取や運動の取り組みを積極的に促し，機能回復をもたらすことは，健康寿命（自立した生活を送れる期間）の延伸につながる．ここでは，高齢者に運動を取り入れるにあたり，1日の中でどのタイミングで運動すべきかについて考えてみる．

筋肉で起こる合成と分解

　筋肉は常に合成と分解を繰り返す組織であり，その調節は筋タンパク質の量による．つまり，筋タンパク質の合成が高まれば筋肉は肥大方向に，逆にタンパク質分解が進めば筋肉は萎縮方向に傾く．加齢，低栄養，寝たきりなどは筋萎縮を促進してしまう．筋萎縮を制御する遺伝子として，*Atrogin1* や *Murf1* が知られているが，これらの遺伝子発現には日内変動がみられ，体内時計によって制御されていることが知られている．よって，この筋萎縮制御遺伝子に着目して，筆者の早稲田大学柴田研究室に当時所属していた青山晋也先生（現：サントリーグローバルイノベーションセンター株式会社）が，

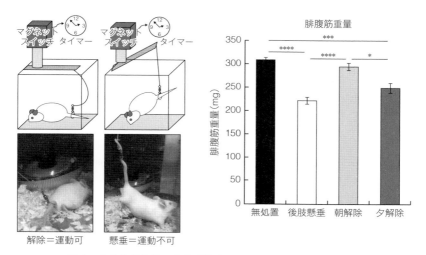

腓腹筋重量

図1　夕方よりも朝の運動が後肢懸垂による筋萎縮を予防する
（Aoyama et al., 2018[1]）より改変）

A：尾を持ち上げることによる後肢懸垂の図と写真．左側では自由に活動できるが，右側では懸垂により後ろ足が使えない．懸垂中も餌，水は自由に摂取できる．B：朝（活動期始め），または夕方（活動期終わり）に1日4時間懸垂を解除し，2週間後に筋肉重量を測定．朝解除することで，後肢懸垂をしていない群と同程度の筋肉量を維持できていた．*p＜0.05，***p＜0.001，****p＜0.0001.

筋萎縮を抑制するような運動タイミングをマウスで検討したので紹介する[1]．

筋萎縮モデルマウスによる朝運動・夕運動の影響

　実験では，図1左の写真のようにマウスの尾を天井からロープで吊るすことで，後ろ足のみ寝たきりに近い状態を維持し，2週間飼育し，筋萎縮を促進させた．なお，マウスは行動範囲は狭いが自由に動くことができ，餌や水も自由に摂取することができる．ここで，毎日ある時刻のみ吊るしているロープを緩めてあげることで，後ろ足を使用する機会を与え，筋萎縮の抑制効果を検討した．つまり，寝たきり状態の人がリハビリ運動をするようなイメージである．朝，または夕方，どちらのリハビリが筋萎縮を抑制するのかを検討した．結果は，活動時刻の始め，つまり「朝」が夕方よりも筋萎縮抑制のための運動に効果的であった．上記の*Atrogin1*の遺伝子発現量を後ろ足の筋肉で測定してみると，尾を吊るすことで1日を通して発現量が増え，特に夕方から夜にかけて発現量が増えていた．よって，1日の中で筋萎縮は

夕方から夜に高まる可能性がある．一方で朝または夕方の運動は，この発現量低下をもたらすが，特に朝の運動は，尾を吊るしていないマウスと同程度まで *Atrogin1* の発現量が低下していた．この低下が筋萎縮を抑制したと考えられる．

高血圧予防には夕方の運動が効果的

運動のベストタイミングは，目的によっても異なる．例えば，高血圧の改善効果のための運動は，朝よりも夕方に良いという報告がある[2]．高血圧は心血管疾患のリスク因子であり，活動量の低下は心血管疾患や死亡の増加因子である．身体活動レベルを上げること，有酸素運動を取り入れることは，高血圧の治療における補助療法として推奨されている．研究では，高血圧の治療薬を服薬中の，男性（30−65歳）に対し，10週間の運動負荷（30−45分の有酸素運動）を行った．運動は，朝（7−9時）または夕方（18−20時）に行った．結果，体重等には有意な変化はみられなかったが，安静時血圧は収縮期血圧，拡張期血圧ともに，夕方運動群でのみ低下がみられた．また，夕方運動群でのみ，睡眠時や24時間平均の血圧が低下していた．よって，高血圧改善には，体温が高く，運動機能の高まっている夕方に行うことが効果的である．

☕ **Coffee Break** ━━━━━━━━━━━━━━━━━━━━━━━━━

┌─ **新たな国民病，慢性腎臓病患者の体内時計の乱れ** ─────────

日本人の8人に1人（約1,300万人）が罹患している慢性腎臓病（Chronic kidney disease：CKD）は，高齢化社会において新たな国民病となっている．機能が低下した腎臓は再生せず，治療法もないうえ，対処療法である透析は高額な医療費が問題となる．腎臓はある程度損傷しても正常に近い機能を発揮することから，腎臓病を早期に発見し，腎臓障害の悪化を予防することが重要となる．筆者らの研究グループは，慢性腎臓病のモデルマウスで体内時計や睡眠が乱れていること，時計遺伝子変異マウスでは腎臓病がさらに悪化することを2020年1月に報告した[3]．つまり，腎臓が悪くなると時計が乱れ，乱れた時計はさらに腎臓病を悪化させるという負の連鎖が起こる（**図2**）．実際に腎臓病の患者は，入眠困難や中途覚醒といった睡眠障害が起こることが知られている．今回の研究から，この腎臓病に併発する睡眠障害は，中枢時計の機能低下

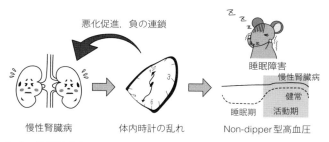

悪化促進，負の連鎖

睡眠障害

慢性腎臓病　　　　体内時計の乱れ　　　　Non-dipper型高血圧

慢性腎臓病
健常
睡眠期　活動期

図2　慢性腎臓病モデルマウスでみられた体内時計障害のイメージ図

による可能性も示した．実際に，中枢時計の時計遺伝子の変動が減弱しており，睡眠・覚醒リズムも低下していた．よって，健康診断等で，腎臓関連のマーカーが引っかかった場合は，夜更し，乱れた食生活を改めるべきだろう．CKD患者の体内時計を治しても病気は治らないかもしれない．しかし，予防医学の観点からは，規則正しい生活はとても大きなパワーを発揮するに違いない，と筆者は考えている．

文　献

1）Aoyama S, Kojima S, Sasaki K, et al.: Day-Night Oscillation of Atrogin1 and Timing-Dependent Preventive Effect of Weight-Bearing on Muscle Atrophy. EBioMedicine, 37: 499−508, 2018.
2）Brito LC, Peçanha T, Fecchioet RY, et al.: Morning versus Evening Aerobic Training Effects on Blood Pressure in Treated Hypertension. Med Sci Sports Exerc, 51: 653−662, 2019.　doi: 10.1249/MSS.0000000000001852
3）Motohashi H, Tahara Y, Whittaker DS, et al.: The circadian clock is disrupted in mice with adenine-induced tubulointerstitial nephropathy. Kidney Int, 97: 728−740, 2020.　doi: 10.1016/j.kint.2019.09.032

【田原　優】

$\overset{Que}{25}$ ダイエットに良い運動タイミング とは？

　脂肪燃焼を目的とするならば，朝食前における運動が，1日の中で一番効果的であるが，低血糖時の運動は危険を伴うかもしれない．最近，長期間の運動介入試験の結果が次々と報告され，体重減少を目的とした運動は，夕方よりも午前中の方が効果的であることがわかってきた．しかし，そのタイミングによる差が生まれるメカニズムはまだ未解明である．

朝食前の運動は脂肪燃焼を促進する

　時間運動学として，いつ運動すればより効果的かを知ることは，アスリートにとっても，ダイエットをしたい人にとっても知りたい情報であり，現在盛んに研究が行われている研究テーマである．ここでは，ダイエット（体重減少）に絞って，運動タイミングの効果を解説するが，その結論はまだしっかりとは出ていないことを先に述べておく．

　まず，脂肪燃焼を目的とするならば，1日の中で朝食前の運動が一番効果的である．筑波大学の徳山薫平先生，岩山海渡先生（現：天理大学）らによる研究で，個室内の酸素と二酸化炭素の変化を測定できるヒューマンカロリメーターを用いた，厳密な呼吸商・エネルギー代謝測定による成果である[1]．研究では，朝食前，昼食後，夕食後の運動（最大酸素摂取量50%，1時間）を比較したところ，朝食前の運動群で，運動後24時間の脂肪酸化が一番高かった（図1）．朝食前の運動は，つまり夜間絶食後の運動であり，体内のグルコースが枯渇している状態で運動することになり，エネルギーとして脂肪をより使用するようになった結果と考えられる．一方で，低血糖時の運動は危険を伴うので，実施時には注意が必要になるだろう．

夕方の運動はパフォーマンスが高く，脂肪分解も亢進？

　これに対し，1日の体温変化や交感神経／副交感神経のバランスを考えると，朝よりも夕方の方が運動パフォーマンスが高いことは，既刊書「Q & A

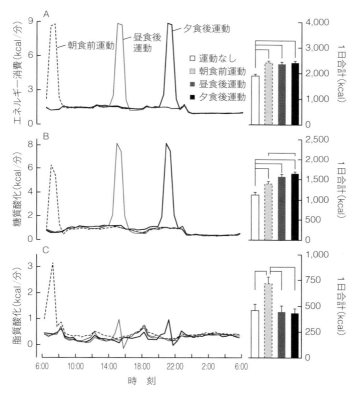

図 1　エネルギー代謝に対する運動タイミングの影響（Iwayama et al., 2015[1]）より改変）
朝食前，昼食後，夕食後の運動によるエネルギー代謝の変化を，ヒューマンカロリーメーター
を用いて調べている．特に朝運動にて，脂肪をより燃焼しているのがわかる．

ですらすらわかる体内時計健康法：Que23」で述べた．早稲田大学の研究
では，食後の運動負荷（最大酸素摂取量 60%，1 時間）は朝（9-10 時）よりも，
夕方（17-18 時）に行う方が，血中アドレナリン，ノルアドレナリン，成長
ホルモン，遊離脂肪酸，インターロイキン 6 の濃度上昇が有意に高いことが
わかった[2]．よって，成長ホルモンによるホルモン感受性リパーゼを介した
脂肪分解，アドレナリン・ノルアドレナリンによる脂肪分解系亢進などを考
慮すると，朝よりも夕方の運動がダイエットには良いのではと考えられた（既

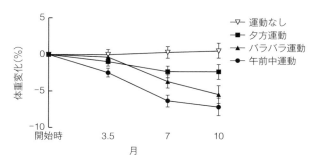

図2　減量効果に対する運動タイミングの影響（Willis et al., 2020[3]）より改変）
10 カ月間の減量プログラム参加者の，それぞれ運動した日の実際の運動時刻をみて，各時間帯に
50% 以上運動を行った人を午前中群（7-12 時），夕方群（15-19 時）とに分けた．それ以外をバ
ラバラ運動群とし，運動なし群も設定した．午前中運動群で一番体重が減少しているのがわかる．

刊書「Q & A ですらすらわかる体内時計健康法：Que24」）．しかし，これ
は単回の運動に対する生体の急性応答をみている実験であり，実際に継続的
に行った運動の効果は不明であった．

午後よりも午前の運動の方が，ダイエット効果が高い

　これまで，急性の運動負荷に対する応答を評価したヒト試験結果から，ダ
イエットのタイミングを議論してきたが，近年，数カ月に渡る運動介入試験
の結果がいくつか報告され，結論としては夕方よりも朝の運動がダイエッ
ト効果が大きい可能性がみえてきた．一番長期間行った研究では，10 カ月
間の体重変化を追っている[3]．対象は，BMI：25-39.9 の肥満を呈するアメ
リカ人の男女であり，1 日 400-600kcal を燃焼するような運動を負荷した．
運動は，朝 7 時から夜 7 時までの好きな時間に，週 5 日以上行ってもらっ
た．解析段階において，それぞれ運動した日の実際の時刻をみて，各時間帯
に 50% 以上運動を行った人を午前中群（7-12 時），夕方群（15-19 時）と
群分けを行った．また，どちらにも当てはまらない場合は，バラバラ群とし
てまとめた．まず体重減少をみると，午前中群＞バラバラ群＞夕方群の順に
体重減少幅が大きかったことから，午前中群で一番ダイエット効果がみられ
たことになる（図2）．一方で，食事摂取量，日々の活動量（加速度センサ
による測定）には各群で差がみられなかった．また，安静時のエネルギー消

費量に関しても差はみられなかった.

　同様の結果はイラン人を対象にした, 6週間の運動負荷試験でも2017年に報告されている[4]. 対象はBMI：25−29.9の肥満女性で, 運動は朝（8−10時）または夕方（14−16時）に30分のトレッドミル運動を行ってもらった. その結果, 朝実施群の方が, 夕方実施群よりも体重減少や腹囲の減少が大きくみられた. 興味深いことに, 朝実施群では, 食欲調査には差がみられなかったものの, 1日の食事量が運動介入前に比べて有意に減少していた. この食事量変化が体重変化をもたらした可能性も高い.

　これらの結果から, 長期間の運動によるダイエット効果は夕方よりも朝の方が良い可能性が高い. しかしどうして朝が良いか, という問いに対する明確な答えはまだ分からない. ダイエット効果は, 運動だけではなく, 食事や日常における運動以外の活動によっても大きく変化する. また, 季節による影響もあり, 特に秋から冬は痩せづらい. これらの複合的な要因を詳細に管理しながら長期間の介入を行うことは難しく, メカニズム解明には短期的な実験が用いられることが多いが, ここでも述べた通り短期的な実験では結論が別れていた. よって, 今後はFitbitなどのウェアラブルデバイスなどの結果から, ビッグデータ解析を行うことで, 大人数のデータから有効な運動タイミングを探索するような実験が期待される.

文　献

1) Iwayama K, Kurihara R, Nabekura Y, et al.: Exercise Increases 24-h Fat Oxidation Only When It Is Performed Before Breakfast. EBioMedicine, 2: 2003−2009, 2015.
2) Kim HK, Konishi M, Takahashi M, et al.: Effects of Acute Endurance Exercise Performed in the Morning and Evening on Inflammatory Cytokine and Metabolic Hormone Responses. PLoS One, 10: e0137567, 2015.
3) Willis EA, Creasy SA, Honas JJ, et al.: The effects of exercise session timing on weight loss and components of energy balance: midwest exercise trial 2. Int J Obes（Lond）, 44: 114−124, 2020.　doi: 10.1038/s41366-019-0409-x
4) Alizadeh Z, Younespour S, Rajabian Tabesh M, et al.: Comparison between the effect of 6 weeks of morning or evening aerobic exercise on appetite and anthropometric indices: a randomized controlled trial. Clin Obes, 7: 157−165, 2017.

【田原　優】

Que 26 スポーツパフォーマンスを高める体内時計同調法とは？

随意最大筋力，有酸素運動能力，持久力などのスポーツパフォーマンスは，朝よりも夕方の方が高い．クロノタイプ別にみると，朝型の人は午後の初め頃に，夜型の人は夕食後頃にパフォーマンスのピークが来る．よって，自身のクロノタイプに合わせた体内時計調節により，試合の成績が改善する可能性がある．また，運動そのものは体内時計調節効果を持ち，朝の運動は体内時計を早める効果，夜の運動は遅らせる効果を示す．

運動パフォーマンスは夕方に高い

スポーツ選手にとって，試合前のコンディショニングは非常に重要である．試合の何時間前に起きて，何時に食事を摂り，ウォーミングアップはどれくらい行うのか．試合前のルーティーンを自分で決めて，ある音楽を聞きながら，いつもと同じ事前準備で試合に望む人もいるだろう．ここでは，メンタル面でのコンディショニングではなく，筋力や持久力，注意力などに対するベストなコンディショニングを，体内時計の観点から考察してみたい．

まず，既刊書「Ｑ＆Ａですらすらわかる体内時計健康法：Que23」でも紹介したが，競技レコードが出やすい時刻は夕方であることは古くから知られている．研究結果でも，随意最大筋力，有酸素運動能力，持久力などは，朝よりも夕方に高く，その後夜になるにつれて低下する．その理由として体温や交感神経の日内変動があげられる．また，同じ運動負荷に対して，朝は夕方よりも酸素消費量が多く，心拍数や血糖値の上がりが高い．主観的運動強度，つまり同じ運動負荷に対する感覚的な運動の強さは，夕方よりも朝の方が高い．つまり，起きてすぐの時間帯は体温も上がりきっておらず，そのため酸素を効率よく消費できず，最大パフォーマンスを発揮できない．動物試験でも，軽度〜中等度の運動に対しては，朝よりも夕方の方がパフォーマンスが高い[1]．骨格筋における代謝産物のメタボローム解析から，特に夕方

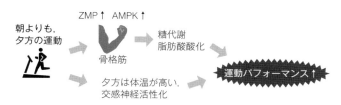

図1　運動パフォーマンスの日内変動

夕方の運動は，朝の運動に比べパフォーマンスが高い．理由として骨格筋における ZMP，AMPK の活性化，体温の日内リズム，交感神経の活性化が挙げられる．

の運動は，ZMP（5 − aminoimidazole − 4 − carboxamide ribo − nucleotide）という酵素を増やし，ZMP は運動による生体応答を制御する AMP キナーゼを活性化し，糖代謝や脂肪酸酸化を促すことで，パフォーマンスを高めているという研究結果がある（図1）．

クロノタイプとパフォーマンスの関係

　一方で，朝型・夜型といった個人のクロノタイプも，パフォーマンスの最大時刻に影響する[2]．アスリート 20 人に持久力テストを行った結果では，朝型で 13 − 16 時，中間型で 16 − 19 時，夜型で 19 − 22 時にピークがみられた．よって，アスリート自身のクロノタイプを調べておくことで，さらにベストな試合時刻を見出すことが可能となる（クロノタイプの調べ方⇒ Que1 参照）．また，この論文で測定した持久力は，1日の中で約 20 ％ も異なっていた．1分，1秒を争うスポーツ競技において，試合時刻によって 20 ％ も結果が異なってしまうのは大変な問題である．また，この結果を言い換えると，試合時刻に合わせて自身の体内時計をシフトさせておくことで，常にベストなタイミングで試合に望めるということでもある．競技によっては予選は午前中，本選は午後といったものもあるので，各試合に合わせてすぐに体内時計をシフトすることは困難かもしれない．しかし，マラソンのように1回で決まるような競技では，自身のベストなパフォーマンスタイミングに試合時刻を合わせておくことは効果的かもしれない．

運動による体内時計の調節

　体内時計の調節方法として，光や食事，機能性食品成分の摂取等が効果的であることは，他項で述べた通りである．ここでは，運動で体内時計を調節

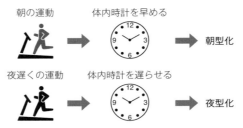

朝の運動　体内時計を早める　朝型化

夜遅くの運動　体内時計を遅らせる　夜型化

図2　運動による体内時計調節
朝の運動は体内時計を早める効果，夜の運動は体内時計を遅らせる効果をもたらす．よって，夜の運動は体内時計の夜型化を助長し，社会的時差ボケ等の原因になり得る．

する方法について解説する．まず，動物試験では早朝（活動期の始め）の運動負荷は末梢時計を早め，昼間の運動はあまり効果がなく，夕方から夜の運動負荷は末梢時計を遅らせることがわかっている．さらに，この運動による体内時計調節は，グルココルチコイド分泌，交感神経活性化を介することから，ウォーキングやヨガよりも，ジョギングや筋力トレーニング等，運動負荷が強い方が時計調節効果は大きい[3]．これらの結果は動物試験によるものだが，近年，ヒト試験でも同様の研究結果が相次いで報告されている．ヒト試験による体内時計評価は，血中，または唾液中のメラトニン分泌ピーク時刻，またはDLMO（メラトニン分泌開始時刻）を指標に測定することが多い．実験では，それぞれの時刻で，60分間の中等度トレッドミル運動を3日間行った後に体内時計を調べている[4]．結果，朝（7時），または午後（13-16時）の運動は，体内時計を早めたのに対し，夜（19-22時）の運動は体内時計を遅らせた（図2）．午後の運動でも体内時計が早まった理由はわからないが，少なくとも朝の運動は前進，夜の運動は後退という結果は動物試験と同様であった．

　他の研究では，この運動による体内時計調節効果が，さらにクロノタイプによっても異なると報告している[5]．実験では，朝または夕方に（被験者のDLMOから，それぞれ10時間または20時間後），連続5日間の運動負荷（最大酸素消費量の70%，30分間）を行い，次の日にDLMOを測定している．結果，朝型の人は，朝の運動負荷でDLMOの前進，夜の運動負荷で後退が

みられた．この結果は先述の研究と同様である．しかし，夜型の人は，朝夕どちらの運動でも体内時計が前進した．よって，ヒトにおける運動の時計調節効果は，食事時刻の変化等，より複雑な要素が含んでいるのかもしれない．ただ，ヒトの時計周期が24時間よりも長く遅れやすいことを考えると，少なくとも朝の運動はすべての人において体内時計調節に効果的であるだろう．

文　献

1) Ezagouri S, Zwighaft Z, Sobel J, et al.: Physiological and Molecular Dissection of Daily Variance in Exercise Capacity. Cell Metab, 30: 78–91.e74, 2019.　doi: 10.1016/j.cmet.2019.03.012
2) Facer-Childs E, Brandstaetter R: The impact of circadian phenotype and time since awakening on diurnal performance in athletes. Curr Biol, 25: 518–522, 2015.　doi: 10.1016/j.cub.2014.12.036
3) Sasaki H, Hattori Y, Ikeda Y, et al.: Forced rather than voluntary exercise entrains peripheral clocks via a corticosterone/noradrenaline increase in PER2::LUC mice. Sci Rep, 6: 27607, 2016.
4) Youngstedt SD, Elliott JA, Kripke DF: Human circadian phase-response curves for exercise. J Physiol, 597: 2253–2268, 2019.　doi: 10.1113/JP276943
5) Thomas JM, Kern PA, Bush HM, et al.: Circadian rhythm phase shifts caused by timed exercise vary with chronotype. JCI Insight, 5: e134270, 2020.　doi: 10.1172/jci.insight.134270

【田原　優】

Que 27 筋肉増強に良いタンパク質摂取 タイミングは？

一般的な日本人の食生活では，夕食にタンパク質を多く摂取することが多い．しかし，夕食よりも朝食にタンパク質を多く摂る方が，筋タンパク質の合成を促進し，より筋肥大をもたらす可能性がある．また，骨粗鬆症予防，つまり骨の維持には，カルシウムと食物繊維を，朝よりも夕方に摂る方が効果的である．

負の連鎖によって起こる高齢者のフレイル

日本は今や，国民の4人に1人が65歳以上の高齢者である超高齢化社会である．平均寿命は年々伸長し，出生率の低下も相まって，今後さらに高齢化が進むと予想される．平均寿命の延長は，医療の発展に伴うものであるが，それにより，認知症，慢性腎臓病，サルコペニア，フレイル等の患者数は年々増加している．よって，健康で不自由なく老後が送れる健康寿命の延伸は，国をあげて取り組んでいる課題である（健康日本21などの政策）．高齢者におけるフレイルの発生は，負の連鎖（Frailty cycle）によって起こる．つまり，活動量の低下や低栄養は，筋力の低下をもたらし，フレイルやサルコペニアの悪化をもたらす．運動による改善効果はQue24で述べた通りだが，ここでは低栄養を予防すべく，特にタンパク質摂取における時間栄養学的な効果について考えてみたい．

タンパク質摂取と筋肉の関係

まず，骨格筋におけるタンパク質量は，合成（同化）と分解（異化）のバランスによって変化する．低栄養状態や運動負荷中は，タンパク質分解が亢進する．タンパク質を多く摂ることは，筋タンパク質の分解を防ぎ，筋肉量の維持，つまりサルコペニア・フレイル予防に効果的である．実際に，米国における高齢女性2.4万人の3年間の追跡研究では，タンパク質摂取量を20％増やすと，フレイルの発症率を30％低下できると予想した報告がある[1]．

2020年版の「日本人の食事摂取基準」では，高齢者におけるタンパク質摂取の目標量が引き上げられている（総エネルギーにおけるタンパク質の割合：13％以上から15％以上へ変更）．しかし，慢性腎臓病では過剰なタンパク質摂取は腎臓に負荷がかかることから，タンパク質摂取目標量の上限は摂取総エネルギー量の20％になっている．また，サルコペニア・フレイル予防のためには，高齢者は1.0 g/kg体重/日以上，つまり体重60 kgだとしたら1日60 g以上のタンパク質摂取が望ましいと記載されている．

夕方ではなく，朝にタンパク質摂取を

では，タンパク質の1日を通した摂取方法はどうだろうか．国民健康・栄養調査では，日本人の平均タンパク質摂取量は，朝＜昼＜夕食の順に多くなっており，夕食でのタンパク質摂取量は朝食よりも2倍以上多い[2]．実は，この夕食に多いタンパク質摂取習慣は，フレイル予防には効果的ではない可能性がある．米国で行われたランダム化クロスオーバー試験では，健常な男女8名（平均37歳，BMI 25.7 kg/m^2）に対しタンパク質摂取の分布を，夕食にメインに摂る群と，朝・昼・夕食に均等に摂る群に分けて，7日間生活してもらい，筋肉におけるタンパク質合成を調べている[3]．夕食メイン群は，朝，昼，夕食にタンパク質をそれぞれ，10 g，16 g，63 g摂取した．均等群では，各食事でタンパク質を約30 g摂取した．結果，均等群は，夕食メイン群に比べ，骨格筋におけるタンパク質合成が1日を通して25％高かった．この差は，介入1日目に現れ，介入7日目でも同様であった．よって，1日のタンパク質量でみると同じであっても，夕食にまとめてタンパク質を摂るよりも，3食に分けてバランスよく食べる方が骨格筋維持には効果的かもしれない．もちろん7日間の実験なので，実際に骨格筋の変化を長期で追った研究を待つ必要はあるだろう．

夕方よりも朝のタンパク質摂取で筋肉増加

一方で，早稲田大学柴田重信研究室で行った動物試験では，朝のタンパク質摂取が筋肥大に効果的であるという結果が出ている[4]．研究では，マウスに朝夕1日2回の食餌を設定し，そのどちらかにウエイトをおいたタンパク質摂取条件（3％あるいは20％のカゼイン含有食）で飼育している．3本のうち2本のアキレス腱を切ることで，残った筋肉が代償的に肥大するモデル

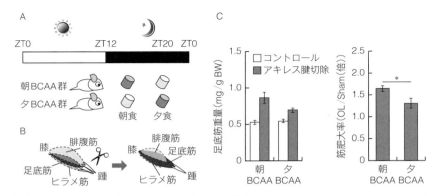

図1　筋肥大に対するタンパク質摂取タイミング（早稲田大学柴田重信研究室, 未発表データ）
A：実験スケジュール. マウスの活動期（暗期）の前半（朝）または後半（夕方）に 3% または
20% BCAA 含有餌を給餌. B：筋肥大を人工的に誘導するため, アキレス腱を一部切断したモデル
を使用. C：朝のタンパク質摂取でより筋肥大が起きていることがわかる. *p＜0.05.

を用いて, 骨格筋の変化を測定した. 結果, 朝にカゼインが多い食餌を与え
ておく方が, 夕方タンパク摂取群に比べて, 筋肥大が大きかった. この結果
は, カゼインではなく, 筋肉でよりエネルギーとして使用される分岐鎖アミ
ノ酸（BCAA：バリン, ロイシン, イソロイシン）を変化させた餌でも同様に,
朝タンパク摂取群で効果がみられた（図1）. 一方で, 時計遺伝子 *Clock* の
変異マウスではこの差が消失したことから, 体内時計がこの差をもたらして
いることもわかったが, 詳しいメカニズムはさらなる実験が必要である.

朝にタンパク質を多く食べている子どもは, 挑戦心や粘り強さが高い

　また, 柴田研究室では朝のタンパク質に着目した調査研究も進めている.
小学生, 中学生を対象にした食生活習慣のアンケート調査結果では, 朝に牛
乳や卵, 肉類といったタンパク質を多く摂っている子どもは, 挑戦心や粘り
強さが高い傾向であった. よって, 大多数の人は夕食にタンパク質を多く摂
ることが多いが, 朝もタンパク質を摂ることも大事だろう.

カルシウム摂取は夕方に食物繊維とともに

　さらに, 加齢に伴う変化として, サルコペニアだけではなく, 骨粗鬆症に
も注意すべきである. 骨は筋肉と同様に, 合成と分解のバランスが大事であ
り, 特に体内のカルシウム濃度に依存する. カルシウム吸収は加齢によって

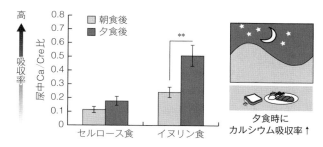

図2　カルシウム吸収の日内変動（早稲田大学柴田重信研究室，未発表データ）
セルロース食またはイヌリン（水溶性食物繊維）食を与え，その後の尿中のカルシウム濃度を測定．
イヌリンなどの水溶性食物繊維は，腸管の pH 低下等の作用からカルシウムなどのミネラル吸収を促
進する効果がある．夕方の方がカルシウム吸収が多いことが図からわかる．**p＜0.01（Tukey's test）.

低下するとともに，ヒトの腸におけるカルシウム吸収は元々低く，25−45％
程度である．柴田研究室で動物実験を行った結果，このカルシウム吸収は，
朝よりも夕方に高かった（**図2**）（未発表データ）．この結果は，腸上皮細
胞の隙間を埋めている細胞間結合タンパク質の発現に日内リズムがあること
によると予想している．また，水溶性食物繊維の同時摂取は，腸内 pH の低
下をもたらし，カルシウム吸収を促進させた．この応答も朝よりも夕方に高
かった．よって，夕食時のカルシウム＋食物繊維摂取が，骨粗鬆症の予防に
効果的かもしれない．

文　献

1）Beasley JM, LaCroix AZ, Neuhouser ML, et al.: Protein intake and incident frailty
in the Women's Health Initiative observational study. J Am Geriatr Soc, 58: 1063 −
1071, 2010.
2）Ishikawa-Takata K, Takimoto H: Current protein and amino acid intakes among
Japanese people: Analysis of the 2012 National Health and Nutrition Survey.
Geriatr Gerontol Int, 18: 723 − 731, 2018.
3）Mamerow MM, Mettler JA, English KL, et al.: Dietary protein distribution
positively influences 24-h muscle protein synthesis in healthy adults. J Nutr, 144:
876 − 880, 2014.
4）Aoyama S, Kim HK, Hirooka R, et al.: Distribution of dietary protein intake in daily
meals influences skeletal muscle hypertrophy via the muscle clock. Cell Reports,
36: 109336, 2021.

【田原　優】

Que 28 臨床現場で実際に使われている 時間治療とは？

気管支喘息・関節リウマチ・高血圧・高脂血症・消化性潰瘍等，さまざまな疾患の薬物治療において時間治療の概念が活用されている．また，がんや慢性疼痛といった難治性疾患の薬物治療にも広がりをみせている．

疾患の日内リズムと時間治療

時計遺伝子の働きによって，さまざまな遺伝子の発現に日内リズムが生み出される．病態を悪化させる因子の発現や活性も時計遺伝子の働きによって特定の時間帯に高まる（もしくは保護因子の発現や活性が低下する）ため，疾患の重症度や発症頻度が特定の時間帯に高まる（図 1）[1]．例えば，深夜の交感神経の活動低下・副交感神経の活動亢進に伴う気管支の収縮は，気管支喘息の発症頻度上昇に寄与する．また，夜間から明け方にかけてインターロイキン 6（IL-6）や腫瘍壊死因子（Tumor Necrosis Factora：TNF α ）といった炎症性サイトカインの産生が上昇することで，関節リウマチの主症状である朝のこわばりが出現する．自律神経の日内リズムやアルドステロンをはじめとする種々の血圧調節ホルモンの産生の日内リズムは，午後の血圧上昇に寄与する．胃酸の分泌は夜間に高まるため，消化性潰瘍は夜間に悪化する．

時間治療ではこのような病態が悪化する時間帯を狙って薬を投与する．例えば，気管支喘息の治療薬テオフィリンは就寝前に投与することで，効率的に深夜の発作を抑制できる．医薬品の中には添付文書に服用を推奨する時間帯が記載されているものがある．生体内でのコレステロール生合成には日内変動があり，夜間の合成が最大となるため，高コレステロール血症治療薬シンバスタチンの添付文書には「1日1回夕食後が望ましい」との記載がある．

がんの時間治療

大腸癌患者を対象とした時間治療の成績が報告されている[2]．この臨床研

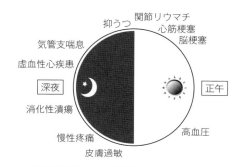

図1　病態が悪化する時間帯（Ohdo, 2010[1)] より改変）

究では，5-フルオロウラシル・オキサリプラチン・ロイコボリンを24時間
一定速度で点滴した場合（一般治療群）と，5-フルオロウラシル・オキサリ
プラチンを04:00に最大量，オキサリプラチンを16:00に最大量で点滴した
場合（時間治療群）で抗腫瘍効果を比較している．その結果，50%以上の腫
瘍の縮小を示す奏効率は時間治療群において有意に上昇した．また，抗がん
剤のような副作用が重篤な医薬品の場合，時間治療によってその毒性を回避
できる場合がある．がん細胞におけるDNA合成能は日中に低値を示し，夜
間には高値を示す．一方，副作用の標的となる骨髄細胞や直腸粘膜細胞に
おけるDNA合成能は日中に高値を示し，夜間には低値を示す．すなわち，
がん細胞と正常細胞におけるDNA合成能の日内リズムの位相のずれを加味
し，夜間にDNA合成を阻害する抗がん剤を投与することで，骨髄抑制や消
化器障害といった正常細胞に対する毒性を軽減できる可能性がある．

慢性疼痛の時間治療

　近年，治療薬が存在しない・存在したとしても効果が乏しい疾患（アンメッ
トメディカルニーズ）に対する時間治療の応用も研究されている．その一例
として神経障害性疼痛をあげる．神経障害性疼痛は「神経系の一次的損傷あ
るいは機能的障害によって発生する痛み」と定義されており，発症原因は糖
尿病・ウイルス感染・がんの神経への浸潤など多岐にわたる．きっかけと
なった病態が治癒した後も痛みが持続し，有効な鎮痛薬が限られているため，
難治性の慢性疼痛に分類される．神経障害性疼痛患者における疼痛は夜間に

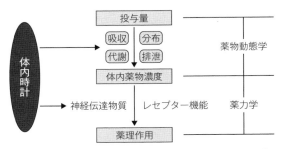

図2 体内時計による薬効の時刻依存的制御（Ohdo et al., 2011[5]）より改変）
視床下部に親時計，体のあらゆる組織・細胞に子時計がある．それらの時計は，様々な生理機能に
日内リズムをもたらす．光，食・栄養，運動などにより，体内時計は外部から時刻情報を受け取る．

増悪すると報告されている[3]．また，神経障害性疼痛のモデルマウスの疼痛強度にも日内リズムが認められ，プレガバリンやガバペンチンといった鎮痛薬の効果が投与時刻依存的に変化することが明らかとなっている[4]．鎮痛薬の効果が得難いといわれる神経障害性疼痛だが，投与時刻の影響を加味することで薬物治療の成績を向上させることができるかもしれない．

生体リズムと薬物の体内動態

　体内動態は薬の効果を左右する重要な要素である．経口投与された薬は小腸で吸収され血液中に入り，吸収されなかった薬は便とともに体外へ排泄される．また，血液中に吸収された薬は，主に肝臓で代謝され腎臓から尿中へ排泄される．代謝・排泄を逃れた薬は標的分子が存在する臓器へ分布し効果を発揮する．このような薬の吸収・分布・代謝・排泄の過程を体内動態と呼ぶ．近年，吸収・排泄に関わるトランスポーター（PEPT1・MDR1 等）や代謝に関わる酵素（CYP3A4・CYP2E1 等）の発現に日内リズムがみられることが明らかになり，薬の効果が服用する時刻依存的に変化することがわかってきた（図2）[5]．時間治療を実践するためには，病態の日内リズムのみならず，それぞれの薬の体内動態の日内リズムも総合的に判断する必要がある．

☕ Coffee Break
―患者さんから始まる薬理学研究―

　アカデミアや研究機関などの基礎研究の成果を新たな医薬品や医療技術として実用化へつなげる取り組みを，トランスレーショナルリサーチという．一

方，臨床現場で得られた謎や課題を基礎研究によって解明・解決する取り組み
をリバーストランスレーショナルリサーチという．患者さんの状態を診ること
が起点になるという性質上，リバーストランスレーショナルリサーチは医師・
薬剤師をはじめとする医療従事者との親和性が高い．ここでは，新薬の開発を
目指す薬剤師として筆者が体験した事例を紹介する．神経障害性疼痛は，がん
の浸潤やウイルス感染によって神経細胞がダメージを受けることで発症する難
治性の慢性疼痛である．神経障害性疼痛患者の症状には日内リズムが認められ
ることが知られていたが，そのメカニズムはわかっていなかった．我々は，神
経障害性疼痛の日内リズムを引き起こす要因を突き止めることが，新たな神経
障害性疼痛治療薬の標的分子の発見につながると考えた．そこで，神経障害性
疼痛のモデルマウスを作製し，時間生物学的な検討を行った結果，Serum and
glucocorticoid-regulated kinase 1（SGK1）と呼ばれる神経変性疾患の発
症に関わる酵素の産生量に日内リズムが認められ，その日内リズムが神経障害
性疼痛を特定の時間帯に悪化させる要因となることを突き止めることができた．
この成果が実際に神経障害性疼痛治療薬の開発につながれば幸いである．

文　献

1）Ohdo S: Chronotherapeutic strategy: Rhythm monitoring, manipulation and
disruption. Adv Drug Deliv Rev, 62: 859-875, 2010.

2）Lévi F, Zidani R,Misset JL: Randomised multicentre trial of chronotherapy
with oxaliplatin, fluorouracil, and folinic acid in metastatic colorectal cancer.
International Organization for Cancer Chronotherapy. Lancet, 350: 681-686,
1997.

3）Odrcich M, Bailey JM, Cahill CM, et al.: Chronobiological characteristics of
painful diabetic neuropathy and postherpetic neuralgia: diurnal pain variation and
effects of analgesic therapy. Pain, 120: 207-212, 2006.

4）Kusunose N, Koyanagi S, Hamamura K, et al.: Molecular basis for the dosing
time-dependency of anti-allodynic effects of gabapentin in a mouse model of
neuropathic pain. Mol Pain, 6: 83, 2010.

5）Ohdo S: Molecular basis of chronopharmaceutics. J Pharm Sci, 100: 3560-3576,
2011.

【楠瀬直喜】

Que 29 ドラッグデリバリーシステム（DDS）の現状と時間治療への応用とは？

ドラッグデリバリーシステム（Drug delivery system：DDS）は技術要素ごとに，放出制御型・障壁透過改善型・標的指向型の3種類に分類される．放出制御型製剤によって特定の時間帯に薬を放出させることができる．障壁透過改善型製剤によって特性の時間帯に薬の吸収を高めることができる．標的指向型製剤によって特定の時間帯に薬を標的部位へ送達することができる．

DDS の分類

　薬は病変組織に到達してはじめて効果を発揮する．ところが，薬の中には目的組織にほとんど到達しなかったり，目的以外の組織に移行してしまい重篤な副作用が出現してしまう場合がある．例えば，抗がん剤はがん組織のみに移行するわけではなく骨髄等の正常組織にも移行してしまう．それによって白血球減少・血小板減少といった副作用が出現する．また，眼に対する効果を期待する点眼薬が心臓や呼吸器に悪影響をおよぼす例もある．

　DDS は病変部位特異的に，適切な量の薬を適切なタイミングで届けるための技術である．既存の医薬品に対して DDS 技術を用いて付加価値を与えることで新薬として認められる可能性があることからも注目を集めている．DDS は技術要素ごとに，放出制御型製剤・障壁透過改善型製剤・標的指向型製剤の3種類に分類される．放出制御型製剤は主に薬効の持続時間をコントロールする目的で開発され，薬の放出速度を遅らせることによって薬効を長期化するための徐放化技術などが用いられる．障壁透過改善型製剤は薬の吸収性を促進する目的で開発され，腸管から吸収されにくい薬に化学的修飾を加え吸収されやすい形に変化させるといったプロドラッグ化技術などが用いられる．また，遺伝子治療では核酸を目的の細胞内に導入する必要があるため，遺伝子導入技術は DDS の応用として研究されている．標的指向型製剤はがん細胞といった特定の細胞にのみ薬を届ける目的で開発される．目的

表 1　DDS の種類と時間的要因（小川ほか，1992[1]）より改変）

DDSの種類	時間的要因（投薬のタイミング）
放出制御型	0次から非0次の放出制御
障壁透過改善型	障壁部位における酵素，透過性のリズム
標的指向型	標的部位における分布，クリアランスのリズム

の細胞表面にのみ発現しているマーカータンパク質を認識する抗体や，目的細胞特異的受容体に対するリガンドを利用した能動的標的化技術や，血中滞留時間の延長を目的としたポリエチレングリコールによる修飾技術が用いられる．DDS の技術を応用することで，狙った時間帯に薬の効果を高めるという時間治療の基本戦略を実行しやすくなる（表 1）[1]．

放出制御型製剤による時間治療

気管支喘息は，深夜から明け方の呼吸機能が最も低下する時間帯に悪化する[2]．そこで，気管支喘息治療薬テオフィリンの徐放化製剤が開発されている．テオフィリン徐放錠ユニフィル®は，内服約 12 時間後に血中テオフィリン濃度がピークとなるようにデザインされており，1 日 1 回夕食後に内服することで睡眠中の気管支喘息の発作を予防することができる．関節リウマチ患者は朝方に四肢の激しい痛みやこわばりを呈する[2]．これはインターロイキン 6 などの炎症性サイトカインの働きによるものだと考えられており，副腎皮質ホルモン剤が有効とされる．しかしながら，起床後に副腎皮質ホルモン剤を服用しても，睡眠中に発症した炎症には十分な効果が得られない．そこで，寝る前に服用することでインターロイキン 6 の分泌が高まる夜間に血中濃度が高まるようにデザインされた副腎皮質ホルモンの徐放化製剤が開発されている．

障壁透過改善型製剤による時間治療

消化管吸収性・組織移行性・組織選択性・化学的安定性等の向上を期待して化学修飾した薬をプロドラッグという．プロドラッグは体内で代謝されてから作用を発揮する．例えば，生体膜透過性を高めるためにカルボン酸エステル化したプロドラッグは，経口投与されると，腸管壁から吸収された後，腸管壁内・血漿中・肝臓のカルボキシルエステラーゼにより加水分解される

121

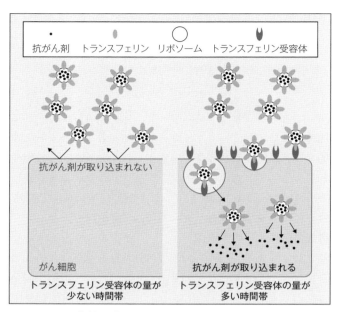

図 1　トランスフェリン修飾リポソームの細胞内取り込みにおよぼすトランスフェリン受容体発現リズムの影響（Okazaki et al., 2010[4] より作成）

　ことで代謝活性化される．マウス肝臓において，カルボキシルエステラーゼの発現に日内変動が認められることから[3]，吸収されたプロドラッグを効率的に活性化し得る時間帯が存在する可能性がある．一方，障壁透過改善技術は経口製剤のみならず，坐剤・経鼻製剤・経肺製剤・経皮製剤にも応用が期待されている．皮膚の水分保持機能の概日リズムについては解析がなされているが（Que34），薬物の吸収に関しては不明な点が多い．直腸・鼻・肺も同様で，十分に解析が進んでいるとは言い難い．障壁透過改善型製剤の発展のためには，これらの部位における薬物吸収の概日リズム解析やその変動因子の特定が必要であろう．

　標的指向型製剤による時間治療

　レシチンなどのリン脂質から形成される人工的に作られた脂質二重膜の小胞をリポソームという．リポソームは水溶性薬物を水相に，脂溶性薬物を脂

質相内に封入することができる．リポソームの組成や表面に修飾を加えることで薬物の体内動態を操作することができる．標的指向型製剤として，目的細胞のマーカータンパク質を認識する抗体や目的細胞特異的受容体に対するリガンドで表面を修飾したリポソーム製剤が開発されている．例えば，トランスフェリン受容体はがん細胞で高発現することから，リガンドであるトランスフェリンで表面を修飾したリポソームに抗がん剤を封入することで，がん細胞特異的に抗がん剤を届けることができると考えられている．一方，マウスに移植した Colon 26 腫瘍細胞におけるトランスフェリン受容体の発現には mRNA およびタンパク質レベルで明瞭な概日リズムが認められる．また，Colon 26 腫瘍細胞における転写因子 c‐MYC タンパク質の核内蓄積量はトランスフェリン受容体の発現量が高まる時間帯に高まり，トランスフェリン受容体遺伝子のプロモーター領域に存在する E‐box への結合量も増加した．このことから，トランスフェリン受容体発現の概日リズムは c‐MYC によって転写レベルで制御されると考えられる．さらに，Colon 26 腫瘍細胞移植マウスに対してオキサリプラチンを封入したトランスフェリン修飾リポソームを異なる時刻に投与した結果，腫瘍中のオキサリプラチン濃度はトランスフェリン受容体の発現量が高い時間帯に投与した場合に高まることが報告されている（図1）[4]．このことから，標的指向型製剤も投与時刻を変更することで，薬の効果をより高めることができる可能性がある．また，修飾する分子によって最適な投与時刻が異なると推察されるため，個々の製剤ごとに対応する分子の日内変動に関する解析が求められる．

文　献

1）小川暢也，大戸茂弘：時間薬理学の立場からみた用量・濃度・反応関係．Drug Delivery System，7：77‐90，1992.
2）Ohdo S: Chronotherapeutic strategy: Rhythm monitoring, manipulation and disruption. Adv Drug Deliv Rev, 62: 859‐875, 2010.
3）Zhao M, Zhang T, Yu F, et al.: E4bp4 regulates carboxylesterase 2 enzymes through repression of the nuclear receptor Rev-erb α in mice. Biochem Pharmacol, 152: 293‐301, 2018.
4）Okazaki F, Matsunaga N, Okazaki H, et al.: Circadian rhythm of transferrin receptor 1 gene expression controlled by c-Myc in colon cancer-bearing mice. Cancer Res, 70: 6238‐6246, 2010.

【楠瀬直喜】

Que 30 　漢方・生薬で体内時計を健康に？

体内時計に作用する生薬として猪苓（チョレイ）や柴胡（サイコ）が同定されている．これらの生薬を活用することで現代病ともいえる体内時計の乱れを改善できるかもしれない．また，体内時計の乱れは睡眠障害のみならず生活習慣病・精神疾患・がん等さまざまな疾患発症の原因になると指摘されているため，これらの生薬は体内時計の正常化を基盤とした疾患予防にも応用できる可能性がある．

体内時計の乱れと疾患

　現代人の体内時計は乱れやすい．以前からその傾向はあったが，社会の24時間化やグローバル化，さらにはインターネット技術の出現によってますます乱れやすくなったのではないだろうか．加齢も体内時計の変調要因の1つであるため，高齢化が進む現代において体内時計の乱れは避けられない問題だといえる．

　体内時計の乱れは睡眠障害のみならず生活習慣病・精神疾患・がんといったさまざまな疾患の発症の原因になると指摘されている．実際に，国際線搭乗員では乳がんの発生率が高まることや交代制勤務者では高血圧・高血糖・脂質異常症等の発症率が高まることが報告されている[1]．つまり，体内時計を正常に保つことは疾患の予防につながると考えられる．そのため，体内時計に働きかける化合物の探索が精力的に行われている．

東洋医学による健康増進

　超高齢化やそれに伴う医療費の高騰が社会問題となっている現代では，健康増進・疾患予防の重要性が増している．西洋医学では発症した疾患を治療するのに対して，東洋医学では疾患を発症する手前の状態である「未病」から健康へ戻す（未病を治す）こと，すなわち疾患の発症を予防することに重点を置いている（図1）．そのため，東洋医学で用いられる生薬・漢方薬に

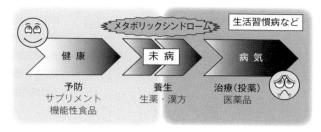

図1　東洋医学による疾患予防

対する関心が一層高まっている.

　生薬は天然に存在する動・植物，またはその一部から有効成分を生成することなく用いる薬のことで，多くの漢方薬の原料となる．これまで生薬は経験則によって使用されてきたが，近年では有効成分の同定や詳細な作用機序の解明が進められている．体内時計を構成する時計遺伝子の発現に作用する生薬が報告されていることから，生薬による疾患予防のメカニズムの1つが体内時計の正常化である可能性が考えられる.

体内時計に作用する生薬

　猪苓は，チョレイマイタケがマツ・モミなどの針葉樹や特定の広葉樹の根に寄生して作る菌核で，エルゴステロールを含む．猪苓湯などの利尿を目的とする処方にしばしば配合される．猪苓エキスを Per2::Luc マウスに経口投与し，in vivo イメージングによって *Per2* の発現リズムに及ぼす影響を評価した結果，ZT5 において猪苓エキスを投与すると，腎臓における *Per2* の発現リズムの位相が有意に前進することが明らかになった（図2）[2].

　柴胡はミシマサイコの根で，トリテルペンサポニンであるサイコサポニン類を含む．小柴胡湯などの解熱・鎮痛・強壮を目的とする処方に配合される．柴胡エキスを Per2::Luc マウスに経口投与し，in vivo イメージングによって *Per2* の発現リズムに及ぼす影響を評価した結果，ZT21 において柴胡エキスを投与すると肝臓における *Per2* の発現リズムの位相が有意に前進することが明らかになった（図2）[2].

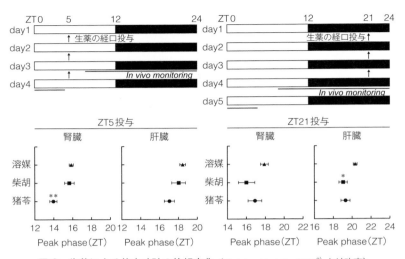

図2　生薬による体内時計の位相変化（Motohashi et al., 2017[2]）より改変）
柴胡（サイコ）（500 mg／kg）または猪苓（チョレイ）（500 mg／kg）を PER2::LUCIFERASE
（PER2::LUC）knock-in mice に対して ZT5 または ZT21 において経口投与し，PER2::LUC の化学
発光を継時的に測定した．測定した 6 時点の化学発光データから概日リズムの位相ピーク時刻を算
出した．平均値 ± 標準誤差．**P＜0.01，*P＜0.05.

体内時計に作用する天然物

　天然に存在する化合物の中から体内時計に作用するものがいくつか同定さ
れている．植物由来の化合物としては，お茶類に含まれるカフェインやエピ
ガロカテキンガレート，柑橘類に含まれるノビレチンがあげられる[3]．細菌
の一種である Streptomyces caespitosus によって産生される Mitomycin C も
体内時計への作用が確認されている[4]．糖・アミノ酸・脂質といった栄養素
も広義には天然物といえるが，各種栄養素が体内時計の同調速度に影響する
ことも明らかになっている．

　核内受容体 PPAR α は応答配列 RORE を介して時計遺伝子 Bmal 1 の転写
量を増加させる．すなわち，PPAR α のリガンドは間接的に体内時計を変化
させる可能性がある．これまでに報告されている植物由来の化合物として，
大豆に含まれるイソフラボンであるゲニステイン・ダイゼイン・グリシテイ
ン，ナツメグに含まれるリグナン類であるマセリグナン，柑橘類の果皮に含

まれるオーラプテン，ホップに含まれるイソフムロン，ブドウの果皮に含まれるレスベラトロール等があげられる．天然に存在する直鎖状のジテルペンアルコールの一種であるフィトールも PPAR α のリガンドとして作用することがわかっている．

　近年，世界各国でさまざまな天然物ライブラリーがまとめられており，驚くべき速さで薬効解析が行われている．これらの取り組みを通じて，体内時計に作用する新たな天然物が次々と発見されることが予想される．それらの化合物を創薬の出発点とした体内時計調節薬が上市される日もそう遠くないかもしれない．

睡眠調節作用を有する生薬とその成分

　体内時計との関連は明確ではないものの，睡眠改善効果が期待できる生薬がみつかっている．ホウノキの樹皮である厚朴（コウボク）に含まれるホノキオールやマグノロール，芍薬（シャクヤク）に含まれるペオニフロリン，サフランの雌しべである番紅花（バンコウカ）やクチナシの果実である山梔子（サンシシ）に含まれるクロシンやクロセチンはノンレム睡眠を増加させると報告されている[5]．

文　献

1）Erren TC, Reiter RJ, Piekarski C: Light, timing of biological rhythms, and chronodisruption in man. Naturwissenschaften, 90: 485–494, 2003.
2）Motohashi H, Sukigara H, Tahara Y, et al.: Polyporus and Bupleuri radix effectively alter peripheral circadian clock phase acutely in male mice. Nutr Res, 43: 16–24, 2017.
3）青山晋也，柴田重信：体内時計を考慮した時間栄養学と時間運動学による健康づくり：栄養と運動による健康増進を時間軸で捉える．化学と生物，57：43–49，2018.
4）Kusunose N, Matsunaga N, Kimoto K, et al.: Mitomycin C modulates the circadian oscillation of clock gene period 2 expression through attenuating the glucocorticoid signaling in mouse fibroblasts. Biochem Biophys Res Commun, 467: 157–163, 2015.
5）裏出良博：睡眠の調節メカニズムと睡眠を制御する食品成分．化学と生物，51：754–762，2013.

【楠瀬直喜】

Que 31 大規模スクリーニングで体内時計調節薬はみつかった？

Ans

　□ボットを使い，培養細胞で何十万種類の化合物を網羅的にアプライし，体内時計の周期や振幅を調節するような化合物の探索が行われている．デヒドロエピアンドロステロン（DHEA）は，細胞でもマウス個体レベルでも周期短縮効果を示し，時差ボケ解消にも効果的かもしれない．一方で，PC上でバーチャルにスクリーニングし，新規の時計調節薬をみつけた例も報告されている．

大規模スクリーニングによる時計調節化合物の探索

　2000年代後半頃から，ロボットを用いた低分子化合物の体内時計に対するスクリーニングが次々と報告された．培養細胞に導入した発光レポーターにより，体内時計を簡便に測定できる系を用いて，96 well プレートや384 well プレートを用いて，何十万種類の化合物を網羅的にアプライし，時計遺伝子発現リズムの周期や振幅に影響をもたらす化合物を探索するものである．これらのスクリーニングからみえてきたことは，まず体内時計の周期は延びやすいということだ．化合物による細胞毒性はもちろんだが，周期を延長するような化合物が多くみつかっている．その中でも，振幅を落とさず，時計振動のメリハリを維持したまま周期が延長したもの，つまり細胞死による振幅低下の可能性を排除したものを解析すると，時計遺伝子タンパク質のリン酸化や分解にかかわる細胞内酵素がヒットしてきた．例えば，PER タンパク質をリン酸化し分解を促進するカゼインキナーゼ $a / \delta / \varepsilon$（CK1 $a / \delta / \varepsilon$）のインヒビターは，PER の分解を抑制することで体内時計の周期を延長するものとしてヒットしてきている[1]．

時計遺伝子 *CRY* をターゲットにしたケミカルバイオロジー

　名古屋大学 ITbM の廣田毅先生らは，6万種類にもおよぶ化合物スクリーニングから時計遺伝子 *CRY* に直接作用する化合物をみつけている[2]．この

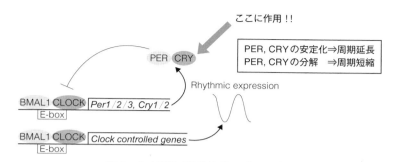

図1　体内時計の周期変化のイメージ図
PER，CRY の安定化または分解促進するような化合物が，スクリーニングではヒットしやすい．それぞれ，周期延長または短縮効果を示す．

化合物は，*CRY* のユビキチン依存的な分解系を阻害することで，体内時計の周期延長効果を示した．廣田先生らは，さらにケミカルバイオロジー手法を用いて，この化合物の構造を人工的に変化させることで，どの構造が *CRY* と相互作用し，それが時計にどのような効果をもたらすのかを調べている．化学合成と分子生物学の融合によるこのケミカルバイオロジー手法により，*CRY* を介して体内時計の周期を短縮するというまったく逆の効果を持つ化合物をつくりだすことに成功している．周期を短縮するものは，あまりみつからないと先に述べたが，この化合物以外でこれまでに GSK3β のインヒビターなどが周期短縮化合物としてみつかっている（**図1**）．

既存の試薬から新たな作用をみつける試み

　さらに名古屋大学からの研究だが，吉村崇先生らは，既存の薬を使ったドラッグリポジショニング（Drug repositioning，既存薬再開発）のアプローチからスクリーニングを行い，DHEA（Dehydroepiandrosterone，デヒドロエピアンドロステロン）が体内時計の周期短縮効果を示すことを見出している（**図2**）[3]．新薬の開発には膨大な費用がかかるが，このドラッグリポジショニングであれば既存の薬剤から新規効果を発見するので，コストもかなり抑えられる．例えば，元々高血圧治療薬であったミノキシジルが，薬の副作用から育毛剤として効果を発揮することから再開発されている．また，狭心症治療薬であったバイアグラは，今では勃起不全治療薬として有名になってい

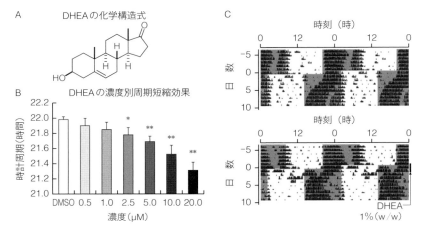

図2　DHEA による周期短縮, 時差ボケ改善効果 （Tamai et al., 2018[3]）より改変）
A：DHEA の化学構造式. B：DHEA による周期短縮効果 （Bmal1-dLuc U2OS 細胞）. C：光条件を 6 時間前進させた際のマウス活動リズム. 1%DHEA 水を 2 日間のみ自由飲水することで, 新たな明暗環境への同調スピードが早まっているのがわかる. *p＜0.05, **p＜0.01 by Durnett's test.

る. 吉村先生らは約 1,000 種類の化合物から, 周期短縮を示すものを 13 種類みつけ, さらにその中で効果が大きかった DHEA に着目し研究を進めた. この DHEA は, 培養細胞のみならず, SCN や肺などの組織培養でも周期短縮効果がみられた. 筆者らも機能性食品成分の探索を日々行ってきたが, 大抵の化合物は細胞でのみ効果を示し, 組織や個体になるとその効果がみえなくなってしまう経験を持つ. しかしこの DHEA は, マウス個体レベルでも, 餌に混ぜて与えた場合に行動周期の短縮効果がみられる. さらに, 明暗環境を 6 時間シフトさせて, 最初の 2 日間のみに DHEA を処置しておくと, 新しい明暗環境への適応（同調）が有意に早まった. 通常は 1 週間ほど要するのに, 2 日ほどで完全に時差ボケを解消してしまったのである. これはまさに時差ボケ解消薬であり, 今後の研究に期待したい. 懸念点としては, ヒトではこの DHEA は血中に高濃度で存在しているが, マウスでは低濃度しか存在しないことである（ある研究結果ではヒトでは 1.8 nM, マウスでは 0.28 nM）. つまり, マウス実験では DHEA 投与の効果がみられても, ヒトでは元から濃度が高いので効果がみられない可能性がある. また, DHEA

は性ホルモンの前駆体であり，高齢になると生体内濃度が低下していくことから，「若返りホルモン」として欧米ではサプリメント販売されているが，日本国内では未承認である．いずれにせよ，個体レベルでここまでしっかりと体内時計の周期に影響を与え，さらに時差ボケを解消した化合物は珍しい．

コンピューターによるバーチャルスクリーニング

　ここまでは，実際に培養細胞を用いたスクリーニングについて述べてきたが，最近ではコンピューターを用いたバーチャルスクリーニングも行われている．最新の研究では，体内時計の創薬として唯一成功しているメラトニン受容体アゴニストの再探索が Nature に報告された[4]．研究では，1億5,000万種類の化合物から，メラトニン受容体1（MT1）に選択的に作用するものをバーチャルに探索し，2種類のインバースアゴニスト（メラトニン受容体の阻害効果を示す薬剤）を発見している．この化合物は，いずれも既存のメラトニン受容体アゴニストとは異なる新規の構造であった．この阻害剤を処置すると，6時間の明暗環境前進による時差ボケモデルにおいて，新しい時刻への同調が阻害された．よって，メラトニンやラメルテオン（メラトニン受容体アゴニスト）とは逆の効果がみられた．時差ボケを遅らせる試薬が創薬に繋がるのかは疑問だが，このようなバーチャルスクリーニングでも新たな化合物がみつかることを実証した意味のある論文であり，今後スーパーコンピューターを用いた in silico なスクリーニングの精度は，もっともっと向上し有効になっていくに違いない．

文　献

1）Hirota T, Kay SA: Identification of small-molecule modulators of the circadian clock. Methods Enzymol, 551: 267－282, 2015.
2）Miller S, Son YL, Aikawa Y, et al.: Isoform-selective regulation of mammalian cryptochromes. Nat Chem Biol, 16: 676－685, 2020.　doi: 10.1038/s41589-020-0505-1
3）Tamai TK, Nakane Y, Ota W, et al.: Identification of circadian clock modulators from existing drugs. EMBO Mol Med, 10: e8724, 2018.
4）Stein RM, Kang HJ, McCorvy JD, et al.: Virtual discovery of melatonin receptor ligands to modulate circadian rhythms. Nature, 579: 609－614, 2020.　doi: 10.1038/s41586-020-2027-0

【田原　優】

睡眠サプリメント市場の現状は？

Ans

保健機能食品制度は，健康の維持および増進に役立つ食品や栄養成分の機能を表示することができる制度である．睡眠やリズムに関する機能性食品の需要が高まる背景には，夜型化・24時間社会におけるリズムの不安定化と睡眠負債，睡眠の質への不満，睡眠健康への意識の高まりが考えられ，今後こうした需要はますます高まるものと思われる．

サプリメントや健康食品の定義

薬局やコンビニエンスストアにはサプリメント・健康食品のコーナーがあり，体調を整え，健康的な生活を支えることを目的とした市販品が多く販売されている．サプリメントや健康食品という用語に法律的・行政的な定義はないが，一般的に「特定成分が濃縮された錠剤やカプセル形態の製品」をサプリメント，「健康の保持増進に資する食品全般」を健康食品と呼ぶ[1]．アメリカ・ヨーロッパでは，「従来の食品・医薬品とは異なるカテゴリーの食品で，ビタミン，ミネラル，アミノ酸，ハーブ等の成分を含み，通常の食品と紛らわしくない形状（錠剤やカプセル等）のもの」を Dietary supplement，Food supplement と定義しており，病気の診断，予防，治療などの表現を用いることは認めていない．日本では，サプリメントや健康食品という用語以外に，栄養補助食品，健康補助食品，機能性食品，保健機能食品，特定保健用食品，栄養機能食品，特別用途食品などさまざまな名称の食品がある．国の制度としては，国が定めた安全性や有効性に関する基準等を満たした「保健機能食品制度」がある（図1）．保健機能食品には，効果や安全性に関して国が審査を行い，食品ごとに消費者庁長官によって許可された特定保健用食品（トクホ）と，1日に必要な栄養成分の補給・補完のために利用できる栄養機能食品，後述する機能性表示食品がある．

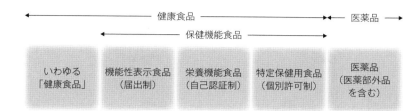

図 1　健康食品の種類

健康食品と呼ばれるものは，法律上の定義はなく，広く健康の保持増進に資する食品として販売・利用されるもの全般を指す．国の制度としては，国が定めた安全性や有効性に関する基準等を満たした「保健機能食品制度」がある．

機能性表示食品と睡眠，リズム

　機能性表示食品は，事業者の責任において，科学的根拠に基づいた安全性や機能性などの情報を，消費者庁長官に届け出て，機能性を表示した食品をいう．機能性表示食品の届出情報を検索すると，「睡眠」に関する機能を表示した食品で販売中のものは，130 件にのぼる（2021 年 10 月 7 日更新データ）．2020 年 7 月更新データでは 67 件であったので，15 カ月で 2 倍に増加している．機能性関与成分は，グリシン，L-セリン，L-テアニン，L-オルニチン，GABA，アスタキサンチン，アスパラガス由来含プロリン-3-アルキルジケトピペラジン，クロセチン，ラクトフェリン，乳酸菌，清酒酵母等である．最終製品を用いたヒト試験により機能性を評価したものが 13 件，最終製品ではなく機能性関与成分に関する研究レビューで機能性を評価したものが 119 件である．また，機能性に「リズム」を表示した食品は 2 件（グリシン，アスパラガス由来含プロリン-3-アルキルジケトピペラジン）あり，睡眠リズムを整え，日中の眠気や作業能率を改善することをあげている．

機能性食品のヒト試験

　有効性や安全性を客観的に示すためのエビデンスを取得するために，ヒトを対象として行う試験をヒト試験という．ヒト試験のデザインとして，無作為割付（試験参加者を機能性食品とプラセボ食品にランダムに割り付ける）・二重盲検（試験参加者，実験者・データ解析担当者ともに，機能性食品とプラセボ食品いずれに割り付けられるか知らない）・クロスオーバー試験（個人内比較を可能にするため，試験参加者は機能性食品とプラセボ食品いずれ

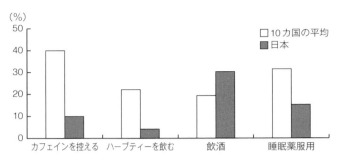

図2　よく眠れないと答えた人の対応方法（Soldatos et al., 2005[4]）より改変）
世界 10 カ国 35,327 名を対象に実施した横断研究から，よく眠れないと回答した人のうち，その
対応策として睡眠薬を服用すると答えた者の割合は，10カ国の平均が31.4％ に対して日本は
15.3％ と低い一方，眠るためにお酒を飲む人の割合は，10カ国の平均が19.4％ に対して日本は
30.3％ と高かった．

の摂取条件にも参加する）などが用いられる．

　参加者によっては，プラセボ食品であっても「この食品を食べたことで，
寝つきが良くなった」「ぐっすり眠れた」と文字通りプラセボ効果を感じて
しまう場合がある．これを防ぐために，無作為割付の前段階で全被験者にプ
ラセボ食品を一定期間摂取させ，プラセボ効果の大きい被験者を本試験の対
象者から除外するプラセボリードインを実施することもある．筆者がかか
わったヒト試験では，試験食とプラセボ食品を二重盲検で無作為に割り付け，
2 週間の待機期間後，1 カ月間の投与試験を実施した．食品の見た目，味な
どで試験食とプラセボ食品が判断できないようにするため，試験食とプラセ
ボ食品の開発に時間を要した（亜鉛入りのゼリーだったのでどうしても金属
的な味になってしまい，試験食品だとわかってしまう）．スクリーニングは
二段階実施し，まず2,000 人を対象にスクリーニング調査を実施し，選定基
準・除外基準を満たす被験者を 40 名確保した．次にプラセボリードインを
実施し，その結果，半数が脱落し，本試験への組み入れは 20 人であった．フォ
ローアップ時の血液検査では，朝食を摂取してしまった被験者の2 人を除外
し，最終的な解析は 18 人となった．1 カ月の比較的短期の試験で脱落者は
いなかったが，長期（3 カ月以上）の試験では途中で脱落する被験者を見積
もっておく必要がある．

睡眠サプリメントの市場

　開発，販売までに多くの費用と時間と労力がかけられているわけであるが，そこにはニーズがあるからといえるだろう．日本人の睡眠不足を原因とした国家レベルの経済的損失は，国民総生産（GDP）の 2.92 ％にあたる 1,380 億ドル（約 15 兆円）に達する[2]．日本では 40 歳代の半数が，過去 1 カ月の 1 日あたりの平均睡眠時間が 6 時間未満であり，3 人に 1 人は「睡眠で休養があまり取れていない」または「まったく取れていない」と回答している[3]．一方，日本人 10,424 名を含む世界 10 カ国 35,327 名を対象にした横断研究では，日本人は睡眠に問題があっても主治医に相談する頻度は低く，睡眠のためにアルコールをとる者の割合が高いことが示されている（図 2）[4]．その背景には「睡眠薬は依存やボケが起こりそうで怖い（から寝酒をする）」，「睡眠薬を飲むほどではない（が睡眠に不満がある）」という理由が考えられるが，飲酒は睡眠を質・量ともに悪化させることが啓発され[5]，睡眠の質やリズムを改善する方法を模索する消費者が増えている．「十分な睡眠を確保できない」，「睡眠に満足していない」，「夜にゆったり眠り，朝起きてしっかり活動することが難しい」という現状が，睡眠健康への意識を高めていることは皮肉なことではあるが，今後サプリメントや機能性食品に対する需要はますます高まるに違いない．

文　献

1）厚生労働省ホームページ：健康・医療．https://www.mhlw.go.jp/stf/seisakunitsuite/bunya/kenkou_iryou/index.html（2020 年 8 月アクセス）
2）Hafner M, Stepanek M, Taylor J, et al.: Why Sleep Matters-The Economic Costs of Insufficient Sleep: A Cross-Country Comparative Analysis. Rand Health Q, 6: 11, 2017.
3）厚生労働省：平成 29 年国民健康・栄養調査報告．2018．https://www.mhlw.go.jp/stf/seisakunitsuite/bunya/kenkou_iryou/kenkou/eiyou/h29-houkoku.html
4）Soldatos CR, Allaert FA, Ohta T, et al.: How do individuals sleep around the world? Results from a single-day survey in ten countries. Sleep Med, 6: 5－13, 2005.
5）厚生労働省：健康づくりのための睡眠指針 2014．2014．https://www.mhlw.go.jp/stf/houdou/0000042749.html

【駒田陽子】

Que 33 インフルエンザ等，ワクチン 接種のベストタイミングとは？

健康な高齢者を対象にした臨床研究で，経皮接種したインフルエンザワクチンの効果は午前中に接種した方がより高まることが示されている．一方，腸管免疫応答の誘導という経皮接種では得られない効果を持つ経口ワクチンの開発も進められている．経口ワクチンの体内への取り込みを行うパイエル板においても時計遺伝子がリズミカルに発現していることから，経口接種したワクチンの効果も時刻依存的に変化する可能性が示されている．

時間薬理学

多くの薬の治療効果・有害作用は服用する時刻の違いによって変動する．近年の時間薬理学の発展に伴い，薬の効果の服用時刻依存的な変動は病態の日内リズム・薬物動態の日内リズム・薬の感受性の日内リズム等のさまざまな要因に起因することが明らかになってきた．これらの日内リズムを総合的に判断することで薬の効果を最大に（有害作用を最小に）することができると考えられる．

近年のバイオテクノロジー技術の発展に伴い，バイオ医薬品の開発が拡大している．例えば，抗体・サイトカイン・酵素などのタンパク質製剤やワクチンなどがバイオ医薬品に該当する．日本でも市場が拡大しており，バイオ医薬品の比率は，売り上げベースで全体の20%に迫る．これまでの時間薬理学的研究は低分子化合物を対象にしたものが中心だったが，バイオ医薬品にも研究対象が広がっている．

インフルエンザワクチンの効果に及ぼす接種時刻の影響

身近なバイオ医薬品としてワクチンがあげられる．その中でもインフルエンザワクチンは最もポピュラーなものの1つだろう．近年，インフルエンザワクチンの効果が接種時刻依存的に変化することが報告された[1]．276人の健康な高齢者（65歳以上，平均年齢71歳）に対してA型（H1N1）・A型

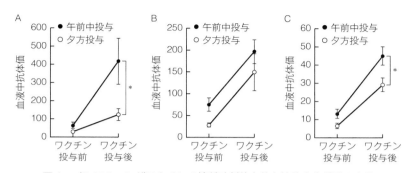

図1 インフルエンザワクチンの接種時刻依存的な抗体産生効果の変動
（Long et al., 2016[1]）より改変）
A：インフルエンザ A 型（H1N1）ワクチン，B：インフルエンザ A 型（H3N2）ワクチン，C：インフルエンザ B 型ワクチン各々投与後の抗体価．平均値 ± 標準誤差．*P＜0.05.

（H3N2）・B 型インフルエンザワクチンをそれぞれ午前中（9〜11 時）または夕方（15〜17 時）に接種し，1 カ月後にウイルスに対する抗体価を調べた．その結果，午前中に A 型（H1N1）もしくは B 型ワクチンを接種した群では夕方に接種した群と比較して有意に抗体価が高いことが明らかになった（図1）．

　このような接種時刻依存的な抗体産生の変化には，抗体産生細胞数の日内リズムが寄与していると考えられている[2]．マウスリンパ節における B 細胞や CD4⁺ T 細胞の数は，暗期（活動期）前半において増加する．暗期前半にワクチンを投与すると明期（休息期）前半に投与した場合と比較して有意に抗体価が高まる．さらにこの抗体産生細胞数および抗体産生能の日内リズムは，交感神経の活動リズムに起因する．交感神経の活動性が高まる時間帯は，行動量が増えると病原体に遭遇するリスクも高まる時間帯といえる．このような時間帯にリンパ節においてより強い免疫応答を起こす準備ができているということは，感染防御という観点から非常に理にかなっている．

　同じワクチンを接種しても，ある人では予防効果が得られるが別の人では得られないというような効果のばらつきが問題視されるが，これらの研究結果はその原因が投与時刻の違いによるものである可能性を示している．交感神経の活動性がピークを迎える午前中にワクチンを接種することで，より高

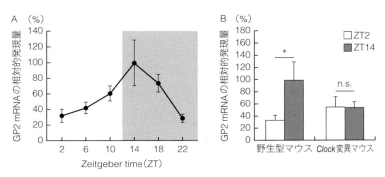

図2 マウスパイエル板における GP2 mRNA の発現リズム
(Kusunose et al., 2020[3] より改変)

A：野生型マウスのパイエル板における GP2 mRNA の相対的発現量（最大値が 100%）. 平均値 ±
標準誤差. B：野生型マウスおよび時計遺伝子 *Clock* 変異マウスのパイエル板における GP2 mRNA
の相対的発現量（最大値が 100%）. 平均値 ± 標準誤差. *P＜0.05.

く安定した効果が得られると期待され，ワクチン効果の個人差という医療政
策上の問題解決につながる可能性がある.

経口ワクチンの効果は服用時刻依存的に変化するか？

　多くのワクチンは経皮接種するが，中には経口接種するものもある．ワ
クチンの経皮接種では IgG を中心とする全身免疫応答しか誘導されないが，
経口接種では全身免疫応答に加え IgA を中心とする腸管免疫応答も誘導さ
れるというメリットがある．腸管免疫誘導の起点となるパイエル板には M
細胞という抗原取り込みに特化した細胞が存在する．Glycoprotein 2（GP2）
ノックアウトマウスでは M 細胞による抗原取り込みが顕著に減少すること
から，GP2 はパイエル板への抗原取り込みに重要な役割を果たすと考えら
れている．このことから，GP2 に関する知見が蓄積されることで経口ワク
チンの開発が加速するかもしれない.

　近年，GP2 の機能の日内リズムに関する知見が得られている[3]．マウスパ
イエル板における GP2 タンパク質の発現を測定した結果，暗期にピークを
示す明瞭な日内リズムが認められた（図2）．マウスパイエル板における時
計遺伝子の発現には明瞭な日内リズムが認められ，時計遺伝子 *Clock* の変異
マウスでは GP2 の日内リズムが野生型と異なる挙動を示した（図2）．一方，

転写因子 cAMP response element binding protein（CREB）の活性には，GP2 の転写が促進する時間帯に亢進すること，さらに，CREB は GP2 のプロモーター領域に存在する応答配列に結合することから，GP2 の発現リズムは CREB によって転写レベルで制御されていることが明らかとなった．さらに，バクテリアを模したビーズをパイエル板に曝露すると，GP2 の発現が高まる時間帯にビーズの取り込み量が増加した．このことは，抗原のパイエル板への取り込み量が時刻依存的に変化すること，すなわち，経口ワクチンの効果が投与時刻依存的に変化する可能性を示している．現在もさまざまな疾患に対する経口ワクチンの開発が進められている．他の低分子化合物と同様に時間薬理学的知見をふまえることで，開発の成功率を高めることができるはずである．

文　献

1）Long JE, Drayson MT, Taylor AE, et al.: Morning vaccination enhances antibody response over afternoon vaccination: A cluster-randomised trial. Vaccine, 34: 2679－2685, 2016.
2）Suzuki K, Hayano Y, Nakai A, et al.: Adrenergic control of the adaptive immune response by diurnal lymphocyte recirculation through lymph nodes. J Exp Med, 213: 2567－2574, 2016.
3）Kusunose N, Tsuruta A, Hamamura K, et al.: Circadian expression of Glycoprotein 2 (Gp2) gene is controlled by a molecular clock in mouse Peyer's patches. Genes Cells, 25: 270－278, 2020.　doi: 10.1111/gtc.12758

【楠瀬直喜】

Que 34 皮膚の水分保持と体内時計の関係とは？

皮膚には水分保持機能を持つさまざまな遺伝子が発現している．近年，皮膚の水分保持能が時刻依存的に変化することや，その変動にアクアポリン3（AQP3，Aquaporin3）やフィラグリンの発現リズムが関与している可能性が示されている．特にアクアポリン3は時計遺伝子 *Clock* が変異したマウスの皮膚において発現リズムが変容することから，アクアポリン3の発現リズムは体内時計の制御下にあると考えられる．

皮膚機能の日内リズム

時計遺伝子は全身の細胞にくまなく発現しており，各細胞の機能の日内リズムを制御している．皮膚は，水の喪失や透過を防ぐ水分保持機能・体温の極端な変化を防ぐ体温保持機能・感染やその他の刺激から身を守るバリア機能などさまざまな機能を担っている（図1）．ヒトやマウスの皮膚においても時計遺伝子の発現が確認されていることから[1]，これらの皮膚機能にも日内リズムが認められる可能性は極めて高い．また，皮膚を用いてヒトの体内時計の周期を測定し，クロノタイプ（朝型・夜型）や睡眠習慣を診断する手法も開発されている[2]（Que37 参照）．

アクアポリン3発現の日内リズムと水分保持

アクアポリンは膜タンパク質の一種であり，脂質二重膜横断的な水分子の移動にかかわる．通常，アクアポリンは4量体で存在し，水分子は個々のアクアポリン内を通過する．水は生命にとって不可欠であり，その通過経路であるアクアポリンは動物のみならず細菌から植物まで普遍的に存在していることがわかってきている．哺乳動物では主に13種類（アクアポリン0〜アクアポリン12）が同定されている[3]．これらは，構造やその特性により，水分子のみを透過させる狭義アクアポリンと，グリセロールや尿素などの水分子以外のものも透過させるアクアグリセロポリンに大別され，アクアポリン

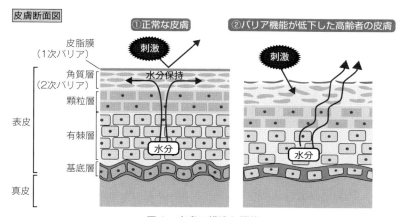

図1　皮膚の構造と機能

正常な皮膚はアレルゲンや病原微生物の体内への侵入を防ぐバリアとして機能するが，加齢に伴いそのバリア機能が失われてしまう．また，皮膚は体内の水分を保持する役割を担っているが，バリア機能が低下した皮膚は水分保持機能も低下してしまうため，水分が体外へ逃げ出し肌が乾燥してしまう．

11 とアクアポリン 12 は非オーソドックスアクアポリンに分類される．水の移動が盛んな器官にはいずれかのアクアポリンが発現していることが多い．

　アクアポリン 3 のノックアウトマウスでは皮膚の異常な乾燥が認められることから，アクアポリン 3 は皮膚の水分量調節のキーファクターの 1 つと考えられている．近年，アクアポリン 3 と時計遺伝子の関連性が示されている[4]．マウス背部皮膚のアクアポリン 3 の発現には，mRNA およびタンパク質レベルで日内リズムが認められ，その発現リズムは時計遺伝子 *Clock* が変異したマウスで消失した（図2）．ルシフェラーゼレポーターアッセイの結果，マウスのアクアポリン遺伝子の転写は時計遺伝子 *DBP* によって促進されることが明らかになった．しかしながら，ヒトのアクアポリン遺伝子の転写は DBP による制御を受けず，*CLOCK/BMAL1* によって促進された．このように転写制御がヒトとマウスで異なる理由はよくわかっていない．また，マウス背部皮膚における水分含有量はアクアポリン 3 の発現リズムと対応した位相の日内リズムを示した．ヒト表皮ケラチノサイト HaCaT 細胞に高濃度血清処理を施し時計遺伝子の発現リズムを同調した結果，アクアポリン 3

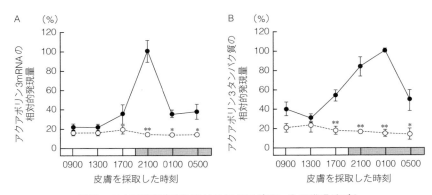

図2　マウス背部皮膚におけるアクアポリン３の発現リズム
(Matsunaga et al., 2014[4]) より改変)

A：野生型（●）および時計遺伝子*Clock*変異マウス（○）の背部皮膚におけるアクアポリン３mRNA の相対的発現量（最大値が 100%）．**P＜0.01, *P＜0.05．B：野生型（●）および時計遺伝子*Clock*変異マウス（○）の背部皮膚におけるアクアポリン３タンパク質の相対的発現量（最大値が 100%）．平均値 ± 標準誤差．**P＜0.01, *P＜0.05.

の発現量は約 24 時間周期のリズミカルな発現変動を示した．高濃度血清処理後の HaCaT 細胞を用いてアクアポリン３の基質の１つであるグリセロールの取り込み量を評価した結果，アクアポリン３の発現変動と対応した位相で取り込み量が変動した．このことからアクアポリン３はグリセロールの含量を調節することでヒトおよびマウスの皮膚における水分含量の日内リズムを生み出していることが示唆された．

フィラグリン発現の日内リズムと水分保持

　フィラグリンは，皮膚の最外層である角層の主要な構成成分の１つであり，ケラチンフィラメント同士を凝集させる繊維間凝集物質として働く．フィラグリン発現がアトピー性皮膚炎と関連することから，アトピー性皮膚炎の新たな治療標的として注目されている．一方，フィラグリン遺伝子変異ラットの皮膚では，有意に水分保持量が減少したことから，フィラグリンも皮膚水分保持因子の１つと考えられる．（株）資生堂の発表によると，培養皮膚細胞におけるフィラグリンの発現は約 24 時間周期の変動を示す．このことからフィラグリンもアクアポリン３とは異なるメカニズムで皮膚の水分保持の日内リズム制御に寄与していると考えられる．また，資生堂が独自に開発し

たフィラグリン誘導作用を有するエキスの効果は，曝露する時間帯によって異なると発表された．このことは，水分保持能力の増加を期待した化粧品の効果が時刻依存的に変化すること，すなわち，時刻ごとに適切な化粧品成分を選択する必要があることを意味する．

朝用と夜用で配合成分が異なる肌トラブル対策薬

さらに，以前，興和からデュアタイムコーワという肌荒れやニキビの改善を目的とした一般用医薬品が販売されていた．デュアタイムコーワは朝に飲む錠剤と夜に飲む錠剤で成分が異なるというユニークな医薬品である．朝に飲む錠剤には紫外線対策を目的にビタミンEが配合され，夜に飲む錠剤には肌の乾燥を防ぐ目的でヨクイニンという生薬が配合されている．引き続きデュアタイムコーワのような体内時計に関する知見を活用した化粧品が開発されるのを期待したい．

文 献

1）Wu G, Ruben MD, Schmidt RE, et al.: Population-level rhythms in human skin with implications for circadian medicine. Proc Natl Acad Sci USA, 115: 12313–12318, 2018.
2）Hida A, Kitamura S, Ohsawa Y, et al.: In vitro circadian period is associated with circadian/sleep preference. Sci Rep, 3: 2074, 2013.
3）鈴木雅一，田中滋康：アクアポリンの構造，機能，およびその多様性：脊椎動物を中心として．生化学，86：41–53，2014.
4）Matsunaga N, Itcho K, Hamamura K, et al.: 24-hour rhythm of aquaporin-3 function in the epidermis is regulated by molecular clocks. J Invest Dermatol, 134: 1636–1644, 2014.

【楠瀬直喜】

Que 35 傷の治り方にも体内時計が関与している？

Ans

　傷が治る（創傷治癒）の過程において，線維芽細胞の遊走やコラーゲン繊維の合成に体内時計制御がみられる．昼間に負った火傷は，夜間に負った火傷よりも治りが早い．日焼けによる肌のダメージは，朝よりも夕方の方が大きく，DNA損傷による皮膚がんや炎症のリスクが高まる．

傷が治るメカニズムとコラーゲン合成の時計制御

　皮膚に傷を負った際に，傷が治っていく（創傷治癒という）過程（図1）において，線維芽細胞は主役級の役割を担う．まず，傷を負ったあと，好中球やマクロファージが傷口に集まってくることで，出血や炎症を抑える．その後，増殖期と呼ばれるフェーズに移行し，線維芽細胞が傷口に遊走し，分裂を繰り返し，コラーゲン繊維を作り出すことで，新しい皮膚組織の足場を形成する．この線維芽細胞の動きにも，体内時計制御がみられる[1]．線維芽細胞をディッシュ内で培養し，途中でディッシュの底の一部を削ることで，細胞を取り除き人工的な隙間（傷）を作ると，その後，細胞がその隙間を埋めるように遊走・増殖する．この隙間を作るタイミングが朝または夜で違うと，朝は遊走・増殖が早く，傷を作ってから48時間後にはほぼ傷口が埋まっていたのに対し，夜に作った傷は2日経っても隙間が残ったままだった．この理由として，細胞の接着・遊走や細胞骨格を担うアクチン（Actin）タンパク質の量や機能そのものに日内リズムがあることがわかった．

　線維芽細胞が生成するコラーゲン繊維にも日内リズムがみられる[2]．コラーゲンの前駆体であるpro‐collagenの合成または分解に時計遺伝子制御がある．アキレス腱は主にコラーゲンでできているが，コラーゲンの合成はマウスの活動期（暗期）に高く，コラーゲン繊維の構築は睡眠期（明期）に高かったという報告がある．

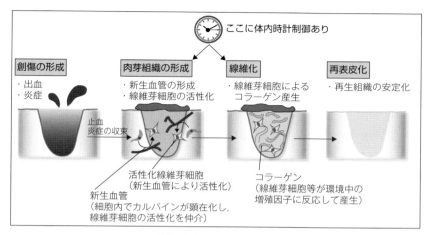

図1　創傷治癒における体内時計制御
（https:// www.u-presscenter.jp/ article/ post-40036.html より改変）
傷や火傷を負った後，線維芽細胞の遊走やコラーゲン繊維合成に体内時計制御がかかわる．活動期の創傷治癒は早く，非活動期の創傷治癒は遅い．

火傷のタイミングによる創傷の違い

　創傷治癒の日内リズムは，実際にヒトの皮膚でもみられている[1]．研究では，International Burn Injury Database（iBID）という火傷を負った患者の世界的なデータベースから，火傷を負ったタイミングと，創傷治癒の日数を比べたものである．夜8時から朝8時までの夜間に火傷をした患者と，朝8時から夜8時までの昼間に火傷をした患者を比べた結果，昼間の火傷患者は夜間に比べ，約10日ほど早く火傷が治っていた．よって，活動期の傷は夜間の傷に比べて治りが早い．

酸化ストレスの体内時計制御

　一方で，時差ボケによる体内時計の乱れは創傷治癒を遅らせてしまう．ハムスターを用いた研究では，明暗シフトで時差ボケさせた場合，パンチアウト皮膚バイオプシーによる傷の創傷治癒が，通常飼育群に比べて遅かった[3]．また，時計遺伝子*Bmal1*のノックアウトマウスでも，パンチアウトによる傷の治りはWTマウスよりも遅い[4]．その理由として，*Bmal1* KOマウスでは酸化ストレスを発生させるROMO1（Reactive Oxygen Species Modulator 1）

が過剰に反応していて，ROS（活性酸素種，酸化ストレスの一種）を多く発生させてしまい創傷治癒を障害していた．酸化ストレスのインヒビターは，*Bmal 1* KO マウスでみられた創傷治癒遅延を抑制することも論文では示されていた．よって，乱れた体内時計は傷の回復を遅らせてしまう．

日焼けのタイミングと体内時計制御

UVB（紫外線 B 波）による皮膚細胞のダメージにもその曝露タイミングの影響があり，夕方の方が朝よりも 5 倍影響が大きい[2]．その理由は，DNA 修復機能の 1 つである塩基除去修復機能を担う XPA（Xeroderma pigmentosum group A）というタンパク質の機能やタンパク質量に体内時計制御があり，その活性が暗期（活動期）始め，つまり朝に高く，夕方（明期，休息期）に低いからである．実際に，体毛のないヌードマウスを用いて，UVB 照射による皮膚がんの発生率を調べた結果，夕方に照射した群の方が皮膚がんを多く発症し，早く死んでしまうことがわかった．また，日焼けは，皮膚に紫外線が当たり炎症や DNA が損傷することで起こる．実際にマウスで紫外線照射による日焼け（紅斑）を調べた結果，やはり朝よりも夕方で大きな影響がみられた．その際，夕方の方が皮膚細胞における DNA 損傷，アポトーシス，炎症が高かった．さらに，ヒトの皮膚でも紫外線照射後の皮膚変化を調べた結果，朝よりも夕方の方が紅斑がみられた．よって，日焼け止めは特に夕方に塗っておくべきで，朝から外出している時も午後に日焼け止めを塗り直すべきかもしれない．

☕ **Coffee Break**

─**アメリカ留学のすすめ**─

新型コロナウイルス感染拡大で，世界は 2020 年から大変な混乱が続いている．日本では留学生の新規 VISA 発給がストップしており，新規留学生が日本に入国できない状況が続いている（2021 年秋現在）．大学生はオンライン講義が主流となり，サークル活動も制限され，辛い状況が続いている．そんな中でも，私は学生に留学を薦めたい．私は 2016−2019 年に米国カリフォルニア州の UCLA にポスドクとして留学した経験がある．体内時計研究を行う研究室に留学したが，UCLA は神経科学研究の最前線であった．Nature, Cell, Science 等の一流雑誌に掲載されるような研究成果を毎年のように出す研究室が，同じ建

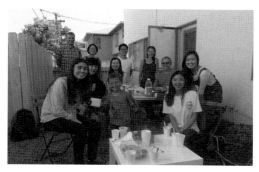

図2　留学時の写真
（自宅の裏庭で，研究室のメンバーとBBQパーティー）

物にいくつも存在した．神経科学分野の著名な先生の講演を，毎週タダで聴けた．
コロナ感染者数ももちろんだが，米国は世界の中心としていつもトップを走っ
ていると感じた．だが，その研究を支えているのは，実はアジアからの留学生だ．
米国のラボで中国人や日本人がよく働くことを，米国人教授もよく知っている．
留学先の選定や留学費用の確保は大変だが，コロナ禍の今こそ奨学金獲得のチャ
ンスかもしれない．ぜひ夢を諦めずに留学してほしい（図2）．

文　献

1 ）Hoyle NP, Seinkmane E, Putker M, et al.: Circadian actin dynamics drive rhythmic fibroblast mobilization during wound healing. Sci Transl Med, 9: eaal2774, 2017.
2 ）Chang J, Garva R, Pickard A, et al.: Circadian control of the secretory pathway maintains collagen homeostasis. Nat Cell Biol, 22: 74－86, 2020.　doi: 10.1038/s41556-019-0441-z
3 ）Cable EJ, Onishi KG, Prendergast BJ: Circadian rhythms accelerate wound healing in female Siberian hamsters. Physiol Behav, 171: 165－174, 2017.
4 ）Silveira EJD, Filho CHVN, Yujra VQ, et al.: BMAL1 Modulates Epidermal Healing in a Process Involving the Antioxidative Defense Mechanism. Int J Mol Sci, 21: 901, 2020.　doi: 10.3390/ijms21030901

【田原　優】

$\mathcal{Q}ue$ 36 アレルギーと体内時計の意外な 関係とは？

花粉症や喘息などのアレルギー症状は，夜中から明け方に悪化する．コルチゾール分泌の日内リズムや，マスト細胞のIgE受容体の機能にみられる体内時計制御により，このリズム性が生まれる．花粉症治療として舌下免疫療法は，夜寝る前に行うことが効果的であるという研究結果もある．

アレルギー反応にみられる日内リズム

アレルギーの体内時計制御は，山梨大学の中尾篤人先生が世界をリードして研究を進めてきた[1]．ここでは，中尾研究室から報告された研究を紹介する．特に，即時型（I型）のアレルギーである，気管支喘息やアトピー性皮膚炎，花粉症などについて説明する．まず，アレルギーとは，生体があるものに過剰に反応してしまう生体防御反応の障害のことを示す．花粉などに応答して生産されたIgE抗体が，マスト細胞を刺激しヒスタミンなどの化学物質放出（脱顆粒）を介して，くしゃみや鼻水，かゆみを引き起こしてしまう．同様の症状は，マウスなどを用いた動物実験でも，アレルゲン（花粉やダニ等，アレルギーの原因物質）を投与（感作）することで惹起することができる．

中尾先生らは，感作してアレルギーになったマウスを用いて，さらに皮膚にアレルゲンを塗布することで，マスト細胞の応答を指標に症状の日内リズムを明らかにしている．その反応は，マウスの休息期（明期）に高く，活動期（暗期）に低かった．つまりヒトと同様に，夜間から明け方にアレルギー反応が高い日内変動を示した[2]．また，その日内リズムは時計遺伝子のノックアウトマウスや，中枢時計の破壊マウスで消失することから，体内時計によって，アレルギー反応が制御されていることがわかった．さらに，マスト細胞にも時計遺伝子が発現していること，マスト細胞に発現するIgEの受容体発現量に日内リズムがみられること，その日内リズムが副腎皮質ホルモンであるコルチコステロンによって制御されていることが，その後の研究で示されて

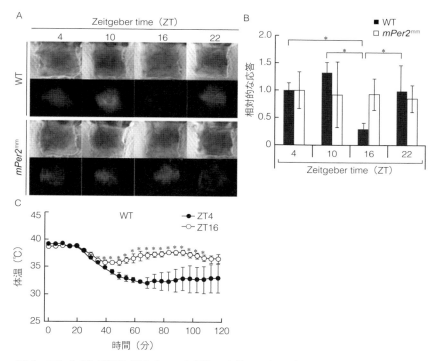

図1　アレルゲン曝露に対するマスト細胞の応答の日内リズム（Nakamura et al., 2011[2]）
A：アナフィラキシー反応が強いと，皮膚の色が強まる．B：皮膚の画像を定量化したグラフ．C：
体温変化．ZT16（活動期始め）よりも，ZT4（睡眠期始め）の方が反応が強く，体温低下も大きい
ことがわかる．Per2 mutant マウスでは応答の日内リズムが消失していることがわかる．*p＜0.05.

いる（図1）．

時計遺伝子を標的にしたアレルギー治療薬

　さらに同研究室からの続報では，このマスト細胞の反応は時計遺伝子
PER2 の量に依存しており，PER2 が多い時間帯は反応が低かった．そこで，
PER2 タンパク質の分解を担う CK1（Casein Kinase1）の阻害剤を用いて，
アレルギー反応が急激に抑制できることを発見している．また，アレルゲン
で感作したマウスに，アレルゲンを鼻にたらすことでアレルギー性鼻炎に似
たくしゃみを誘発することができる．このマウスモデルでも，CK1 阻害剤
は症状の抑制効果を示した[3]．よって，花粉症薬として現在広く用いられて

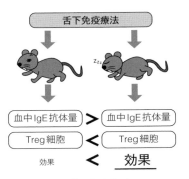

図2　舌下免疫療法のタイミングによる差（Igarashi et al., 2016[4]）より作成）
起きている時間よりも寝ている時間に抗原を曝露する方が，効果的である．理由として，マクロファージや樹状細胞の活性が夜間に高いことがあげられる．

いる抗ヒスタミン製剤とは別に，体内時計を操作することで花粉症を治療するという新たな治療法を提案した画期的な研究結果であった．

舌下免疫療法のタイミング効果

花粉症の治療として最近注目を集めているのが，舌の下にアレルゲンを投与する「舌下免疫療法」である．この方法は，皮下に少量のアレルゲンを注射する皮下免疫療法により症状緩和効果があると，100年以上前から知られていたものである．しかし，アナフィラキシーショック（過度なアレルギー反応）などの副作用が問題となっていた．だが，ここ最近では皮下ではなく舌下に投与することで，副作用が減らせることがわかり，欧米では製剤も沢山販売されている．日本では2014年に初めて舌下免疫療法のスギ花粉アレルゲンエキスが発売された．3年程度，毎日続けることで，アレルギー症状の緩和や，アレルギー治療薬の減量が期待できる．

中尾先生らは，この舌下免疫療法の投与タイミングについて検討した[4]．つまり，喘息治療薬は症状の強い夜間にのみ投薬すべきといった時間治療学の考えを応用した研究である．実験では，アレルゲンにより感作し既にアレルギーになったマウスを用い，活動期始め，または休息期始めに舌下免疫療法を行い，IgE抗体や免疫細胞の量を比較した．その結果，休息期始めに舌下免疫療法を行ったマウスの方が，血中のIgE抗体量が低く，さらに抗体産

生細胞であるB細胞の抑制に関与するTreg細胞の数がより増加しており，より免疫療法の効果がみられた．よって，活動期よりも休息期の舌下免疫療法がより効果的であることがわかった（図2）．

　この差が生まれた理由として，舌下に投与したアレルゲンをマクロファージや樹状細胞がリンパ節へ，休息期により多く運ぶことが示された．舌下免疫療法は効果の継続のため，数年間に渡り投薬を続ける必要がある．よって，朝よりも夜に効果があるという結果は非常に重要な知見である．現在市場されている薬のターゲット分子に時計制御がある可能性は十分に考えられる．よって，このような投薬タイミングの検討は，すべての薬で検討すべきである．

文　献

1）Nakao A: Circadian Regulation of the Biology of Allergic Disease: Clock Disruption Can Promote Allergy. Front Immunol, 11: 1237, 2020.　doi: 10.3389/fimmu.2020.01237

2）Nakamura Y, Harama D, Shimokawa N, et al.: Circadian clock gene Period2 regulates a time-of-day-dependent variation in cutaneous anaphylactic reaction. J Allergy Clin Immunol, 127, 1038－1045.e1－e3, 2011.

3）Nakamura Y, Nakano N, Ishimaru K, et al.: Inhibition of IgE-mediated allergic reactions by pharmacologically targeting the circadian clock. J Allergy Clin Immunol, 137: 1226－1235, 2016.

4）Igarashi S, Suzuki K, Nakamura Y, et al.: The Efficacy of Sublingual Immunotherapy for Allergic Rhinitis May Vary with the Time of Day. Int Arch Allergy Immunol, 171: 111－118, 2016.

【田原　優】

Que 37 遺伝子検査からわかった体内時計関連遺伝子とは？

　唾液を送るだけで自分の遺伝子を簡単に調べられる時代になっている．欧米で行われた数十万人規模の遺伝子解析データから，約350個の遺伝子にある一塩基多型（SNP）が，朝型・夜型といったクロノタイプにかかわると報告されている．よってクロノタイプは遺伝子によって規定される可能性が高い．

朝型・夜型遺伝子

　「私は朝の方が集中できるし，普段起きるのも早い」，「私は夜になると頭が冴えるから，普段寝るのも遅い」といったように，人によって活動時刻の違い（嗜好性）がみられる．Que1でも解説した通り，この生活リズムは年齢や社会環境によっても変化する．しかし，潜在的に朝型な人，夜型な人は存在し，それは遺伝的に決まっている可能性が高い．皮膚バイオプシーにより採取した線維芽細胞の時計遺伝子発現リズムを調べた研究では，クロノタイプと時計遺伝子発現リズムの周期が相関していた[1]．つまりこの実験では，細胞内で機能する体内時計の潜在的な（光や食事などの行動に関係ない）周期を測定でき，夜型の人の方が周期が長く，朝型の人は短いという結果が示された．よって夜型の人は，遅れやすい体内時計を持っていることになる．

　遺伝的な違いは，一塩基多型（SNP）のハプロタイプを調べることで説明できることが多い．例えば，アルコールに弱い人は，アルデヒド脱水素酵素2（ALDH2）の点変異により酵素活性が低下しており，特に日本人はこの変異を持つ人の割合が高い．遺伝子解析技術の発展，価格の低下により，このSNPを網羅的に調べることが可能となり，SNPと新たな疾患との関係を調べるゲノムワイド関連解析（GWAS）が近年盛んに行われている．体内時計分野でも，2つの大きなコホートを用い解析された結果が報告されている．1つは中高年のイギリス人，約50万人を対象に30年間の追跡研究を計画し

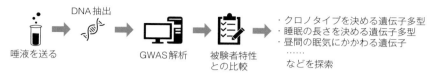

図1　GWAS 解析による体内時計，睡眠にかかわる遺伝子探索の流れ

ている UK Biobank，もう 1 つはアメリカを中心に展開する 23andMe とい
う遺伝子解析会社である．これらの膨大な GWAS データから，クロノタイプ
や睡眠時間に関連する SNP が報告されているので，ここで紹介する（図 1）．

　これら 2 つのコホートでは，遺伝子解析と同時にアンケート調査を行って
おり，その中にクロノタイプの質問項目がある．「あなたはどのタイプだと
思いますか？」という質問に対し，（朝型だと思う，どちらかと言えば朝型，
分からない／どちらでもない，どちらかと言えば夜型，夜型だと思う）の 5
つの選択肢を用意し，その回答と GWAS データの相関をみることで，朝型
や夜型と関連する遺伝子を探索している．最新の報告によると，697,828 人
のデータを用いた解析から，朝型に関連する SNP として，351 個の遺伝子
がみつかっている（これまでは 24 個しか判明していなかった）[2]．実際に，
この朝型に関与する SNP を持っている上位 5％の人は，下位 5％の人よりも
25 分早寝早起きだった（裏を返せば，SNP では 25 分の生活習慣の違いしか
説明できていないことになる）（図 2）．その遺伝子は，時計遺伝子として
知られているものの他に，cAMP，グルタミン酸，インスリンシグナル（特
にインスリンの分泌にかかわる遺伝子）に関係するものがあった．cAMP や
グルタミン酸は，SCN（中枢時計）における光同調にかかわるシグナル伝達
経路であり，これらの遺伝子がクロノタイプと相関するという話は理にか
なっている．また，筆者らは，インスリンシグナルは，末梢時計の同調にか
かわることを報告している[3]．朝型の人は，インスリンシグナルが強く伝
わるのだとしたら，朝食がより効果的に作用することで朝型クロノタイプを
作り出しているのかもしれない．一方で朝型の人は，メンタルヘルスが夜型
に比べて良好だった．よって夜型の人は，社会的時差ボケなどが大きく出現
し，その結果，抑うつ傾向が強い可能性がある．

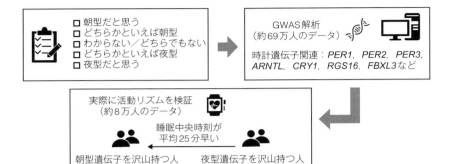

図2　GWAS解析によるクロノタイプ関連遺伝子探索の概要図
(Jones et al., 2019[2)] より作成)

睡眠時間を決める遺伝子

同じ欧米の2つのコホートを用い，睡眠時間とかかわる78遺伝子のSNP
が報告されている[4)]．こちらもやはり，脳内に発現・機能する遺伝子が多く，
例えばドーパミンシグナルや脳の発生にかかわるものが含まれていた．この
睡眠時間関連のSNPを沢山持っている人を対象に，アクチウォッチで活動
リズムを調べてみると，このSNPを持っていない人に比べて，9.7分睡眠時
間が長かった．つまり，SNPでは10分程度の睡眠時間変化しか説明できな
かったことになる．睡眠時間も同様に，社会的な環境によって変化すること
から，このような大規模調査研究ではなかなか潜在的な睡眠時間を測定する
ことは難しいのかもしれない．

過度な昼間の眠気は，不眠症，ナルコレプシー，概日リズム性睡眠障害の
メインの症状である．昼間の眠気は，車の事故，仕事上の事故，生産性の低
下につながり，公衆衛生として重要な課題である．昼間の眠気は，認知機能
の低下，心血管疾患のリスク増加，精神疾患，寿命低下につながる．過度な
眠気についても，UK BiobankのコホートでGWAS解析が行われている[5)]．
質問は，「仕事中，運転中，読書中などにうとうとしたり眠ってしまうこと
がありますか？」というもので，回答は（全くない（N＝347,285人），時々
ある（N＝92,794人），よくある（N＝11,963人），毎回ある（N＝29人））
だった．まず，昼間の眠気は，年齢の高い人，女性，BMIが高い人，慢性

疾患などで高かった．また，朝型，睡眠時間が短いまたは長い，不眠症，睡眠時無呼吸などと弱い相関があった．他のコホートでも，睡眠時間，中途覚醒と相関していた．昼間の眠気でヒットした遺伝子の中で，*PATJ*，*PLCL 1* は，朝型遺伝子としてもヒットしていた．また，代謝にかかわる *KSR2*，*LOC644191*／*CRHR1*，*SLC39A8* は，睡眠の長さでもヒットしていた．Orexin／hypocretin receptor の *HCRTR2* は，朝型，ショートスリーパーの両方でもヒットしており，覚醒調節にかかわるオレキシンは，総合的に体内時計，睡眠調節にかかわることが，このことからわかる．

　以上より，クロノタイプや睡眠にかかわる遺伝子がビッグデータ解析により明らかになってきた．しかし，これらは欧米人におけるデータであり，日本人ではまた違った結果が得られる可能性はあるだろう．今後，ここでみつかった遺伝子の関与を，動物実験でも検証する必要もあるだろう．

文　献

1）Hida A, Kitamura S, Ohsawa Y, et al.: In vitro circadian period is associated with circadian/sleep preference. Sci Rep, 3: 2074, 2013.

2）Jones SE, Lane JM, Wood AR, et al.: Genome-wide association analyses of chronotype in 697,828 individuals provides insights into circadian rhythms. Nat Commun, 10: 343, 2019.　doi: 10.1038/s41467-018-08259-7

3）Tahara Y, Shibata S: Circadian rhythms of liver physiology and disease: experimental and clinical evidence. Nat Rev Gastroenterol Hepatol, 13: 217−226, 2016.

4）Dashti HS, Jones SE, Wood AR, et al.: Genome-wide association study identifies genetic loci for self-reported habitual sleep duration supported by accelerometer-derived estimates. Nat Commun, 10: 1100, 2019.　doi: 10.1038/s41467-019-08917-4

5）Wang H, Lane JM, Jones SE, et al.: Genome-wide association analysis of self-reported daytime sleepiness identifies 42 loci that suggest biological subtypes. Nat Commun, 10: 3503, 2019.　doi: 10.1038/s41467-019-11456-7

【田原　優】

概日リズム以外の生物の周期性とは？

色々な生物種でさまざまな周期性を示す．それは，地球が自転し公転することなどの惑星運動の周期性をうまく利用してきた生存戦略でもある．

さまざまな周期性

ミツバチが蜜のある場所を仲間に教える8の字ダンスという行動において，日が入らない巣の奥でも太陽の位置を基準として方角を教えていることから，体内時計を利用して餌の獲得を行っていることが知られている．さまざまな生物種が約1日の体内時計を持ち，生存戦略として利用している．しかし，生物は1日だけでなくさまざまな周期性を利用している．

私たちが住むこの地球は自転し，太陽に対する地球の自転周期は約24時間である．これが約一日のリズム，すなわち概日リズムである．地球は自転するだけではなく太陽の周りを公転しており，その公転周期は約1年である．また，地球はその衛星である月によっても大きな影響を受け，月の満ち欠けの周期である朔望月の平均周期は約29.5日である．さらに，月や太陽などの起潮力によって海面が周期的に昇降する現象である潮汐の平均周期は約12.4時間である．地球上にはこれらの惑星運動によりさまざまな周期性が存在し，生物はそれに対応すべく地球で生存するために進化を続けてきた．

概潮汐リズム

月や太陽などの起潮力によってもたらされる潮汐周期は，海洋生物の中でも海辺に暮らす動物でよく認められる．概潮汐リズムは恒常条件下で継続性が乏しく，リズム振幅も小さく，リズムとして解析が困難な場合が多いが，熱帯・亜熱帯地域の河口付近の海岸に巣穴を掘って生息するシオマネキ（エビ目（十脚目）・スナガニ科・シオマネキ属）は，その活動に明瞭な概潮汐リズムを示す（図1）[1]．概潮汐リズムの同調因子と知られているのは，波による物理的な刺激や水圧，温度，塩分等である．潮間帯に生息するイソギ

ンポ（スズキ目）や，甲殻類のクマ目（Cumasea）の一種である Dimorphostylis asiatica は，恒常条件下で遊泳行動の概潮汐リズムを示し，12.4 時間や 12.5 時間間隔の水圧変動サイクルに同調することが報告されている[2]．

概月周リズム

月の満ち欠けで示される朔望月は，新月（朔）から次の新月までの周期を示し，そのリズムを月周リズムと呼ぶ．また，そのほぼ半分のリズムを半月周リズ

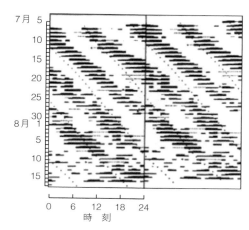

図1　シオマネキの概潮汐リズム
（Neumann, 1981[1]）より改変）
潮汐の影響がない実験室内（恒常明条件）で測定したシオマネキの行動リズム．斜めの点線は，シオマネキを捕獲した海岸における満潮時刻を示している．行動に潮汐に則したリズムがあることがわかる．

ムと呼ぶ．月周や半月周リズムは海洋生物でよく認められる．例えば，満月にはイシサンゴ類の一斉産卵やカンモンハタの産卵などがみられ，新月には，アミアイゴの産卵やウナギの産卵場への回遊開始などがみられる．これらの月周リズムの中でも，1 周期内に同じイベントが 2 度起こる場合がある．これが半月周リズムであり，例えば，満月と新月に起こるクサフグの産卵や上弦と下弦に起こるアマミイシモチの産卵等がそれに当たる．昆虫類でも月周リズムは認められ，満月の時に昆虫の飛翔活動が活発になる．これらの月周・半月周リズムを示す現象の一部は，実験室内で恒常条件下でも認められる．ウスバカゲロウの一種の幼虫（アリジゴク）の巣の大きさには，ほぼ 1 カ月の周期性が認められ，同様の現象が繰り返される[3]．

概年リズム

地球の公転周期によってもたらされる．おおよそ 1 年の内因性の周期性は概年リズムと呼ばれている．この概年リズムは単細胞の渦鞭毛藻類から顕花植物，哺乳類にいたる生物で報告されているが，その中でも有名なのは，シ

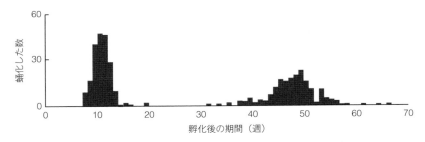

図2　ヒメマルカツオブシムシの概年リズム（Numata et al., 2015[4]）より改変）
実験室内（明暗 12 時間 12 時間）で測定したヒメマルカツオブシムシの蛹化リズム．約 10 週と約
50 週にピークが認められ，概年リズムが存在することがわかる．

マリスの恒常条件下における冬眠のリズムやヒメマルカツオブシムシの蛹化
（幼虫から蛹になること）のリズムである（**図2**）．ヒメマルカツオブシムシ
については，よく研究されており，温度補償性や日長の変化に対する位相反
応曲線も求められている[4]．

分子機構の解明

　約 24 時間のリズムである概日リズムでも同様であるが，地球上に住む生
物は，種の保存や生存戦略として，さまざまな周期性を獲得してきたのだろ
う．そのため，多くの場合概潮汐，概月周，概年周期は，繁殖や成長に欠か
せない現象と密接にかかわっていることがわかる．現在では，これらの周期
性に関する分子機構の解明が進められている[5]．リズムが不明瞭であったり，
周期が長かったりし，研究のスピードは遅いが，これらの分子機構の解明は，
今後，気候変動が激しくなったこの地球上で，私たち人類が生存するために
必要な知識を与えてくれるものと思われる．

☕ Coffee Break

アメリカの国立公園

　筆者は，博士号取得後すぐに博士研究員として渡米した．5 年間の米国生活
で各地の国立公園に足を運び，大自然を肌で感じることができた．イエロース
トーン，ヨセミテ，グランドキャニオンは日本からも比較的行きやすく広大で
とても有名な国立公園であるので，日本人が訪れたい国立公園ランキングでも
常に上位にくる．特にイエローストーン国立公園は世界で初めての国立公園に

指定され, その広さは関東平野の半分に匹敵するほどである. アメリカ大陸には珍しい火山地帯であり多くの温泉が湧き出し, 間欠泉が有名である. 日本のような入浴できる温泉施設はないが, 温泉と川の水が自然に混ざり合いちょうどよい温度になる場所には人が集まり, 本当の天然温泉を堪能することができる.

数多くの国立公園の中でも筆者が一番好きな公園はブライス・キャニオン国立公園である(図3). ユタ州の南部に位置する公園には, 川床と湖床の堆積岩が風, 水, 氷による侵食により形成された「土柱」と呼ばれる柱が多数立ち並び, 赤,

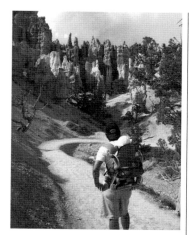

図3 ブライス・キャニオン国立公園にて娘を背負ってトレッキングをする筆者

橙, 白の岩の色が, 来訪者を魅了する. 日本では見ることができない風景であり, その土柱の間をトレッキングすることもできる. 自然が好きなら一度足を運んでほしい.

文献

1) Neumann D: Tidal and Lunar Rhythms, In: Aschoff J ed., Handbook of Behavioral Neurobiology Vol. 4：Biological Rhythms. pp351－380, Plenum Press, 1981.

2) Northcott SJ: A comparison of circatidal rhythmicity and entrainment by hydrostatic pressure cycles in the rock goby, Gobius paganellus L. and the shanny, Lipophrys pholis（L.）. J Fish Biol, 39: 25－33, 2006.

3) 富岡憲治, 沼田英治, 井上愼一：時間生物学の基礎. pp89－106, 裳華房, 2003.

4) Numata H, Miyazaki Y, Ikeno T, et al.: Common features in diverse insect clocks. Zoological Lett, 1: 10, 2015.

5) Andreatta G, Tessmar-Raible K, et al.: The Still Dark Side of the Moon: Molecular Mechanisms of Lunar-Controlled Rhythms and Clocks. J Mol Biol, 432: 3525－3546, 2020.

【中村孝博】

Que 39 畜産・水産分野における 体内時計応用法とは？

それぞれの動物種のリズム現象の特徴に合わせた体内時計の産業応用が考案されている.

夜寝る前に食べると太る！？

「夜寝る前に食べると太る」ということは聞いたことがあるかもしれない. 時計遺伝子である *Bmal 1* は, マウス線維芽細胞において, 脂肪細胞の分化にかかわる遺伝子の1つとして機能していることが示された. これまでの研究を統合すると *Bmal 1* の量が多いと脂肪細胞への分化や脂肪滴の蓄積が亢進すると考えられる[1]. すなわち, *Bmal 1* の発現量が高い夜間の摂食は肥満になりやすい方向に向かうということである.

分子レベルでの概日リズムと代謝の関係に関する研究は進んでいる. ヒトでは「夜寝る前に食べると太る」ことは, 脂質代謝異常にさせ肥満を亢進させてしまいあまり良くないことなのだが, 食糧生産の立場から考えると, むしろ効率よく食糧を生産できることにつながる. すなわち, 「食べる時間を考える」ことを主眼においた時間栄養学を用いて食糧生産の効率化につながる可能性がある. しかしながら, これまでに家畜・家禽・養魚におけるこれらの時間栄養学的な検討は十分になされてこなかった. むしろこれまでは, それぞれの動物種の体内時計の特徴に即した形の効率化が考案されてきたので少し紹介する.

季節繁殖を利用した家畜生産

季節繁殖とは, ある特定の季節にのみ繁殖活動を行うことであり, 日照時間（日長）が重要な環境因子である. 日長が長くなる春に生殖腺の活動が活発になり, 繁殖活動を行う長日繁殖動物, 逆に, 日長が短くなる秋に生殖腺の活動が活発になり, 繁殖活動を行う短日繁殖動物に分けられる. 実験動物化されているハムスターを長日条件下で飼育すると精巣が著しく大きくなる

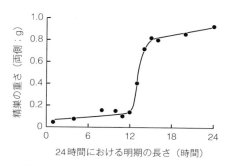

図 1　ジャンガリアンハムスターの精巣重量に対する光周期の影響
(Hoffman, 1982[2]) より改変)
ハムスターは長日条件に反応して生殖腺の活動を活発にさせる.

（図１）[2].　長日繁殖動物であるウマを冬の間人為的に照明下におき長日条件にし，繁殖期を２カ月前後早める試みがなされている.　逆に，短日繁殖動物であるヤギやヒツジを夏季に光を遮断できる部屋に置き，短日条件に晒し，繁殖期を早めることもできる.　しかしながら，食糧生産の観点からは，ウマやヤギ，ヒツジは食肉としての流通量が少なく，また日長を変えるには大掛かりな施設が必要となるため生産現場としてのメリットは少ない[1].

家禽の放卵リズム

ニワトリやウズラなどの家禽は，通常，毎日１個ずつ卵を産み落とす（放卵する）が，日ごとにその放卵時刻は少しずつ遅くなる.　その放卵周期を計測すると24〜27時間周期である.　また，１日で放卵できる時間帯（open period）が限られており，その open period をはずれると，１日から数日間の休止日を挟み再び放卵するようになる.　この連続して放卵する期間をクラッチと呼んでいる.　図２のようにウズラの放卵時刻は明期の後半に認められるが，24時間の明暗周期内で明期を延長させると放卵時刻が遅くなり，open period をはずれ，放卵休止日が生まれる.　また，恒常明条件では，放卵は自由継続する[3].

このクラッチを引き起こす要因は，鳥類の卵巣に存在する「排卵時計」と鳥類の体内時計中枢（眼，松果体，視交叉上核）が生み出す周期に差があり，その時計のカップリングの減弱が重要であることが名古屋大学のグループら

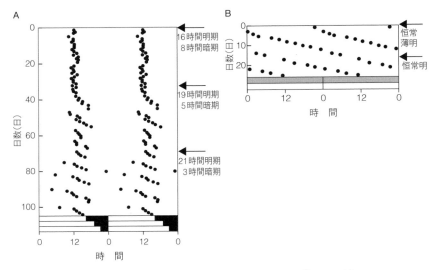

図2　ウズラの放卵リズム （Nakao et al., 2007[3]）より改変）
ウズラは1日に1つ卵を産むが，明暗条件下では open period にのみ放卵する．その放卵は，恒常明条件下では自由継続する．図中●は放卵時刻を示す．A：さまざまな明暗条件における放卵リズム．B：恒常明における放卵リズム．恒常明ではその個体が持つ周期で放卵し続ける．

のウズラの研究から示されている[1]．

人工明暗周期を利用した卵用鶏の産卵率や卵重の改良

ニワトリの放卵周期が 24 時間よりも長いことから，明暗周期を 24 時間よりも長く設定し，排卵時計を常に open period に収めることにより放卵の休止日をなくす取り組みが行われている．非 24 時間周期の照明方式をアヘメラル明暗サイクルと呼び，閉鎖的な無窓鶏舎で実現可能である．小島らの報告では，28 時間のアヘメラル（明期：14 時間；暗期：14 時間）サイクルでは 1 サイクル当たりの産卵率が向上し，卵の重さも重くなった．また，24 時間よりも短いアヘメラルサイクルに同調できる個体も多数作出されており，遺伝的な要因と環境要因のマッチングが家禽生産の向上に役に立つことが示されている[4]．

養魚における体内時計の利用

魚類においては，遊泳活動，摂餌活動などの行動やメラトニン等のホルモ

ンが概日リズムを示す．筆者の研究室においても，実験室の水槽内において日本ナマズの遊泳行動のリズムを記録しているが，明暗条件下では夜行性活動を示すものの，恒常暗条件ではそのリズムはやや不明瞭となる．また，給餌を1日のうち数回に分けると明暗条件下でも遊泳行動のリズムが不明瞭となる．遊泳行動リズムは，魚種によって違いがあるが，ナマズにとって餌の獲得がリズム形成に重要であると考えられる．

養魚産業において，近年給餌量が問題となっている．給餌量の不足は養魚の成長に影響を与え，養魚が食べきれない量の餌は海底や水槽の底に蓄積し，養魚に影響を与えるだけではなく環境汚染にもつながる．このような問題を解決するために，魚が餌を食べたいときに食べる自発摂餌についての研究が行われている．自発摂餌とは，オペラント条件付けを利用し，疑似餌を付けたスイッチに魚が触れると餌が出てくる仕組みであり，餌が欲しい時に餌にありつける画期的なシステムである[5]．

これからの家畜・家禽・養魚産業における体内時計の利用

これまでは，それぞれの動物種において，その動物が示す特徴的なリズム現象を利用した産業応用が考案され実施されてきた．今後は，家畜，家禽，養魚の時間栄養学研究が進み，同じ餌の量でも効率よく食糧が生産できるシステムが構築されることを願っている．

文　献

1）柴田重信監修：体内時計の科学と産業応用．pp86-91，pp147-153，シーエムシー出版，2017.
2）Hoffman K: The critical period in the Djungarian hamster Phodopus sungorus. In: Aschoff J, Daan S, Groos GA, eds., Vertebrate Circadian Systems. pp297-304, Springer-Verlag, 1982.
3）Nakao N, Yasuo S, Nishimura A, et al.: Circadian clock gene regulation of steroidogenic acute regulatory protein gene expression in preovulatory ovarian follicles. Endocrinology, 148: 3031-3038, 2007.
4）小島洋一，伊東正博，国松豊ほか：21および28時間アヘメラル明暗サイクルが鶏の産卵性に及ぼす影響．日本家禽学会誌，25：312-318，1988.
5）田畑満生：自発摂餌へのとりくみ：十年の歩み．水産振興，39：1-47，2005.

【中村孝博】

Que 40 レタス栽培工場で体内時計活用？

植物も体内時計を持っており，近年では各々の植物で時計遺伝子の同定も進んでいる．植物工場における照明条件をコントロールし体内時計の周期を短くすることで，収穫までの期間を短くすることが可能となる．また，体内時計を指標に優良苗を選別することで，均一で秀品率の高い育成が可能となる．これらの技術は植物工場のコストカット・作物の高付加価値化に寄与する．

植物の体内時計

　動物と同様に，多くの植物の生理現象にも日内リズムが認められる．高等植物では花成・胚軸の伸長・葉の就眠運動・気孔開閉・光合成などが知られている．モデル植物であるシロイヌナズナでは体内時計を構成する時計遺伝子が同定されており，朝方に mRNA 発現量がピークを迎える *CCA1・LHY*，朝から夕方に mRNA 発現量がピークを迎える *PRR9・PRR7・TOC1*，夕方から夜に mRNA 発現量がピークをむかえる *ELF4・ELF3・LUX* が中心的な役割を担っていると考えられている．これらの因子は互いの発現を誘導もしくは抑制する．すなわち，時計遺伝子が転写翻訳のフィードバックループを形成することで約 24 時間周期の変動が生み出される（**図 1**）[1]．また，マウスで視交叉上核と末梢組織（肝臓等）で時計遺伝子の役割が異なるように，シロイヌナズナにおいても時計遺伝子は葉肉や維管束といった組織ごとに特異的な役割を担っていることもわかっている[2]．

植物工場における体内時計の活用

　食料の安定供給は世界的な課題であり，天候・季節・土壌などの自然環境に左右されず計画的に植物を育成できる植物工場への注目が集まっている．植物工場は，太陽光を一切利用せずに蛍光灯・LED などの人工光源を用いて栽培する人工光型植物工場と，太陽光により生産する太陽光型植物工場に

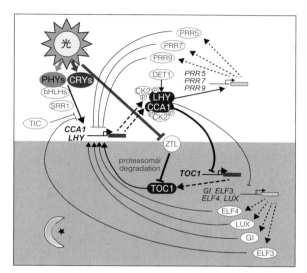

図 1　シロイヌナズナにおける体内時計の分子機構（McClung, 2006[1] より改変）
代表的なモデル植物であるシロイヌナズナでは，多くの時計遺伝子が同定されており，植物のなかでは体内時計の仕組みの解明が最も進んでいる．シロイヌナズナでは時計遺伝子（*CCA1*, *LHY*, *PRR*, *TOC1*, *ELF*, *LUX* 等）が，互いの発現を 24 時間周期で促進したり抑制することで体内時計が形成される．「矢印」は転写促進を「T 字」は転写抑制を示す．

分けられる．人工光型植物工場では照明を自由にコントロールすることが可能であるため，植物にとって最適な照明条件を設定することができれば栽培効率の向上・コストカットを達成できる．照明条件によって強く影響を受けるものの 1 つに体内時計があげられ，光合成活性は体内時計の制御を受けていることが知られている．

　近年，照明条件によって光合成の概日リズムを制御することで，植物工場のコストをカットする技術が報告されている（図 2）[3]．明期 12 時間・暗期 12 時間の 24 時間照明条件において，光合成活性は明期の初期にピークとなり暗期から明期に移行する時刻の 1～3 時間前にトラフとなる周期性の変動を示す．また，暗期から明期に移行する時刻の 1～3 時間前の時間帯に光を照射すると光合成周期の位相が前進する．この現象を利用すると 1 周期あたりの時間を数時間短縮でき，植物を 24 時間よりも数時間短い時間で栽培

することが可能となる．実際に，明期 11 時間・暗期 11 時間の 22 時間周期で栽培したリーフレタスは明期 12 時間・暗期 12 時間の 24 時間周期で栽培したものよりも地上部生重量が増加した．すなわち，目標とするサイズに達するまでの期間（出荷までの期間）を短縮することでコストを抑えることができる．

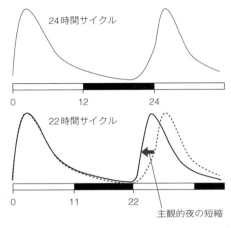

図 2　栽培光制御方法の概念図（福田ほか，2018[3)]）

また，植物の時計遺伝子の発現リズムを活用した苗診断システムも開発されている[4)]．時計遺伝子は細胞分裂を制御していることから，体内時計に問題のある個体は成長が滞る可能性が考えられる．青色 LED を用いて苗のクロロフィル色素を発光させ，フロロフィルから生じる蛍光を高感度・高解像度の冷却 CCD カメラで 4 時間ごとに 1 日数回撮影し，個体サイズ・形態データ・クロロフィル蛍光強度・概日リズムの振幅・概日リズムの周期を算出する．これらの基礎データを用いて苗の優良性を数値化し，優良苗だけを育苗に移すことで秀品率を高めることができる．

体内時計を活用した植物の高付加価値化

植物工場においてコストカットと並んで重要とされるのが，付加価値の高い植物の産生である．例えば，コストが同じであった場合，栄養素の含量が高い方がより価値が高いといえるだろう．植物における糖の含量は体内時計の影響を受けて時間帯によって変化し，硝酸やビタミンの代謝にかかわる遺伝子の発現にも日内リズムが認められる．このことは採取する時間帯を変更することで，目的の成分が多く含まれる作物を収穫できることを意味する．同じ狙いは薬用植物にも当てはまる．薬用植物の有効成分の多くはそれぞれの植物特有の生合成経路を介して産生される．これらの生合成関連遺伝子の

発現リズムを解析し，有効成分含量の高い時間帯を明らかにすることができれば，収穫する時間帯を変更するだけで重量当たりの薬効が強い（コストパフォーマンスの良い）薬用植物を得ることが可能となる．

☕ Coffee Break
┌─ マウス研究者から植物研究者へ？！実体験 ─

　筆者は，薬学領域でマウスを材料にしたリズム研究（時間薬理学）を10年ほど続けてきた．ところが，今は植物を材料にしたリズム研究をやっている．まったくの畑違いの領域に移ったかのように思われるかもしれないが，「薬学」を軸に考えると意外とそうでもない．医薬品の多くは植物由来の化合物からヒントを得たものが多いことや，生薬や漢方のように植物そのものを薬として用いることから，実は，薬学部では植物について学ぶ機会が多い．薬学部では薬用植物のラテン名から薬用部位までみっちり叩き込まれる．体内時計に作用する薬用植物も発見されていることから（Que30），その作用機序を突き詰めていくのも面白そうである．一方，薬用植物の多くは輸入に依存しているため，医療安全保障上の観点から薬用植物の国産化・安定供給は喫緊の課題である．例えば，7割以上の医療用漢方薬に利用される甘草（カンゾウ）はほとんどが中国からの輸入品であるが，需要の拡大・生産コストの増加により供給価格が高騰している．この課題解決には，このQue40で紹介した植物工場の方法が役立つかもしれない．「薬学らしいリズム研究」を目指す筆者にとって，植物（特に薬用植物）は格好の材料といえる．

文　献

1）McClung CR: Plant circadian rhythms. Plant Cell, 18: 792－803, 2006.
2）Endo M, Shimizu H, Nohales MA, et al.: Tissue-specific clocks in Arabidopsis show asymmetric coupling. Nature, 515: 419－422, 2014.
3）福田弘和，西田泰士：植物工場における体内時計の利用：次世代ソフトウェアに向けた研究戦略．パテント，71巻（3月号）：41－52，2018.
4）Moriyuki S, Fukuda H: High-Throughput Growth Prediction for Lactuca sativa L. Seedlings Using Chlorophyll Fluorescence in a Plant Factory with Artificial Lighting. Front Plant Sci, 7: 394, 2016.

【楠瀬直喜】

索 引

欧文索引

あとがき

　2020年始めから続く新型コロナウイルス感染症の拡大により，テレワークやオンライン会議，オンライン授業などが急速に浸透しました．人によっては朝の通勤時間が減り，好きな時間にパソコンでリモートに仕事ができるようになったと思います．また，大学生も同様で，毎日朝早起きする必要が無くなり，オンデマンド授業を好きな時間に視聴し，レポートを書く勉強スタイルが定着しつつあります．筆者も先日，授業を対面で行おうとすると，学生から反対意見が多数飛んできてびっくりしました．時代は変わりつつあります．

　さて，この時代の変化は，体内時計の応用としてはとても良い兆しだと筆者は考えています．文中に示した通り，体内時計にはクロノタイプという個性があります．朝が強い人もいれば，夜に活発に仕事が進む人もいます．しかし，現代社会では，学校や仕事の始業時刻を皆同じ時刻に固定し，日々の生活リズムを強制されてしまっています．この社会的な制約により生まれるのが，週末の社会的時差ボケなのです．テレワークやフレックス制，オンデマンド授業は，この社会的な制約を和らげる効果があります．もちろん業種などによって無理はありますが，完全なフレックス制で自由に働きたい時刻に働けるような環境が，体内時計や生活リズムの維持には都合が良いと思います．ちなみに大学の研究室によっては，コアタイムという，学生が研究室に居るべき時間を固定するルールがあります．私の所属する研究室では，昔は10時－18時のコアタイムを設定していましたが，今はフレックス制にしました．その結果，学生のラボ滞在時間は減る一方で，午前中や夜はほとんどの学生が現れなくなってしまいました・・・これはこれで失敗かもしれません．話は逸れましたが，世の中は朝型の人に有利になっています．今後，夜型の人にも生きやすい世の中に変えていく必要があると考えており，社会を変える運動・活動を継続していこうと思います．

　本書は，これまで研究者が築き上げてきた体内時計の基礎研究を，いかに社会に還元・応用するのかを問う内容に注力し，社会実装のエビデンスをなるべく多く掲載しました．体内時計はとても身近で，一般的にも理解されやすい研究分野です．実際に私が研究を始めた15年前に比べて，「体内時計」というワードを知っている一般の方は格段に増えたと思います．一方で，いかに生活リズムを整えるべきか，また年齢，性別，クロノタイプ，職種など，異なる個人に対していかに生活リズムの改善方法を提示すべきかはまだ研究発展途上です．時間栄養学や睡眠改善サプリメントが本当に効果的か，についても長期的な研究成果は両手で数えられる程度しかなく，今後の研究でエビデンスをもっと蓄積する必要があります．読者の方々の中から，現状を理解して頂き，今後ぜひこれらの研究分野に参画し，エビデンスを増やし，時間健康科学として盛り上げてくれる人材が増えていくことを祈っています．また，社会実装を一緒に盛り上げて頂ける企業の方にも，ご協力頂きながら，もっともっと共創を進めていきたいと思います．

　社会への応用として，一般の方が一番望んでいるものは時差ボケの治療薬，または対処方法だと思います．体内時計を身近に感じる瞬間として，海外旅行に行った際に感じる時差ボケが挙げられます．そして，夜勤を伴うシフトワークは，慢性的な時差ボケ状態であり，その後，様々な疾患発症のリスクが高まることは本書で述べたとおりです．しかし，夜勤に対する完璧な対処方法は現在のところありません．また，体内時計の時刻をササッと調節するような時差ボケ治療薬も，今のところ見当たりません．もしこのような薬剤，サプリメントが登場すれば，社会的時差ボケに悩むこともなくなるのかもしれません．細胞や実験動物レベルでは，体内時計を数時間動かすような化合物は報告があります．しかし副作用や脳へのデリバリーに問題があり，まだ実用化は見えていません．今後，ドラッグデリバリーシステム（DDS）の技

術が上がり，中枢時計だけに直接作用し，体内時計を思った時刻に変えられるような時代が来るかもしれません．また，腕時計を見て，自身の体内時計が分かる時代もきっとそこまで来ていると思います．体内時計を自分で簡単に管理し，健康増進，健康寿命延伸に寄与していくべきです．超高齢化社会において，体内時計の健康管理は，日々の努力であり必須のルーチンワークであるに違いありません．さらに，近い未来におとずれるであろう宇宙生活においても，地球の自転に合わせて進化・獲得してきた体内時計が，その宇宙生活を邪魔しないように科学をもっと進歩させておくべきです．

　まだまだ課題は山積みですが，本書が多くの方に読まれ，体内時計の研究がもっと発展することを祈っております．筆者らも，今後の研究を精力的に継続して参ります．最後に，本書の企画・監修を担当した柴田重信先生，一緒に執筆を担当して頂いた大池秀明先生，楠瀬直喜先生，駒田陽子先生，中村孝博先生にこの場を借りて御礼申し上げます．また，前書に引き続き，本書の立案から全てをご担当頂いた杏林書院の佐藤直樹様，このような執筆の機会を与えて頂きどうもありがとうございました．コロナ禍の中だからこそ，本書を通じて，体内時計を自分の中で感じていただきながら，応用・実践することで，多くの皆様の健康な生活・人生に活かしていただければ幸いです．

2022 年 1 月

田原　優

2022年5月10日　第1版第1刷発行

Q&Aですらすらわかる 体内時計応用法
リズム研究をどう社会に応用するか
定価（本体2,400円＋税）　　　　　　　　　　　　　検印省略

編著者　田原　優
発行者　太田　康平
発行所　株式会社　杏林書院
　　　　〒113-0034　東京都文京区湯島4-2-1
　　　　Tel　03-3811-4887（代）
　　　　Fax　03-3811-9148
© Y. Tahara　　　　　　　http://www.kyorin-shoin.co.jp

ISBN 978-4-7644-1229-3　C3047　　　　　三報社印刷／川島製本所
Printed in Japan
乱丁・落丁の場合はお取り替えいたします.